轻断食

刘青竹 主编

云南科技出版社
·昆明·

图书在版编目（CIP）数据

轻断食 / 刘青竹主编. -- 昆明：云南科技出版社，2024. -- ISBN 978-7-5587-5822-5

Ⅰ．R161

中国国家版本馆 CIP 数据核字第 2024S5F755 号

轻断食
QING DUANSHI

刘青竹　主编

出 版 人：温　翔
责任编辑：代荣恒
特约编辑：郁海彤　李　健
封面设计：李东杰
责任校对：孙玮贤
责任印制：蒋丽芬

书　　号：ISBN 978-7-5587-5822-5
印　　刷：三河市南阳印刷有限公司
开　　本：710mm×1000mm　1/16
印　　张：10
字　　数：142千字
版　　次：2024年10月第1版
印　　次：2024年10月第1次印刷
定　　价：59.00元

出版发行：云南科技出版社
地　　址：昆明市环城西路609号
电　　话：0871-64192481

版权所有　侵权必究

前言

在繁忙的生活中，美食的诱惑无处不在，它们就潜伏在每一个街角、每一块广告牌中，甚至是每一部手机的推送消息里。炸鸡、薯条、烤肉、汉堡……提及这些美食，你是否感到心中涌起一股难以抗拒的诱惑？它们就像都市中的快乐密码，每一口都似乎在诉说着无尽的满足与欢愉。

这些美食在满足我们味蕾的同时，也让我们在不经意间摄入了过多的热量和油脂，让身体变得沉重，为我们的健康埋下隐患。高血压、高血脂、糖尿病、肥胖症……这些曾经陌生的名词，如今却频繁地出现在我们的生活中，成为现代人不得不面对的现实。

随着现代生活节奏的加快，人们对健康的渴望也愈发强烈。越来越多的人开始寻求一种既能享受美食，又能保持健康的生活方式——轻断食。

我国最新的权威减重指南《中国肥胖预防和控制蓝皮书》也推荐了"5+2"断食法，认为其可以改善体重和代谢，且没有严重的不良反应。这进一步表明了轻断食在健康减重方面的积极作用。

轻断食并不是简单的节食或绝食，它更强调的是一种饮食调控和身体管理的生活方式。通过科学的饮食安排，适度控制食物摄入量，让身体在特定的时间内得到充分的休息和调整，从而促进新陈代谢、提高身体机能，达到改善健康、减轻体重的目的。

轻断食的魅力在于，它既能满足我们对美食的渴望，又能帮助我们保持健康的体态。在享受美食的同时，我们也能感受到身体在逐渐变得轻盈、健康。这种饮食方式不仅符合现代都市人的生活习惯，更是对健康生活方式的积极探索和追求。

《中国居民膳食指南（2016）》为我们提供了健康饮食的权威指导，其中强调的"平衡膳食原则"与轻断食中"正常饮食日"的理念高度契合。平衡膳食是健康饮食的根基，它注重食物的丰富性与营养的均衡性，旨在确保身体能够全面吸收所需的各种营养成分。在实行轻断食时，我们应遵循这一原则，具体体现在以下两个方面：

首先是食物种类的多元化。在正常的饮食日里，我们应摄取多样化的食物，包括各类蔬菜、水果、全谷物、高质量的蛋白质食品和健康的脂类。这种多元化的饮食选择能够为我们提供更全面的营养，从而满足身体各方面的需求。

其次是营养配比的均衡性。除了追求食物的多样性，我们还应关注食物间的科学配比，以确保能够从膳食中获得适量的各种营养素。例如，合理安排蛋白质、碳水化合物和脂肪的摄入比例，这样不仅能满足身体的能量需求，还有助于维护身体的正常生理功能。

本书精心策划了一系列轻断食食谱，这些食谱不仅种类丰富、做法简单，更重要的是营养均衡。无论您是想要控制体重、改善健康，还是尝试新的饮食方式，本书都能为您提供有益的参考。让我们一起开始轻断食的生活，尽享美食与健康的双重魅力吧！

目录

第一章
轻启轻断食，追寻健康之源

第一节　什么是轻断食 …………………………… 002
第二节　轻断食的适宜人群与禁忌人群 ………… 005
第三节　轻断食 vs 传统断食：两者有何不同 … 008
第四节　轻断食期间如何避免饥饿感 …………… 010

第二章
科学解析轻断食，让健康更有保障

第一节　轻断食与健康的新视角 ………………… 014
第二节　轻断食与运动的结合：双重效果，健康加倍 … 015

第三章
轻断食的美食之旅，让味蕾也享受轻盈

"5+2"断食法 ……………………………………… 018

女性食谱

第一周第一天
鸡肉沙拉 ………………… 020
烤红薯 …………………… 021
蔬菜汤 …………………… 021

第一周第二天
香蕉草莓燕麦粥 ………… 022
清蒸鲈鱼 ………………… 023
凉拌黄瓜 ………………… 024

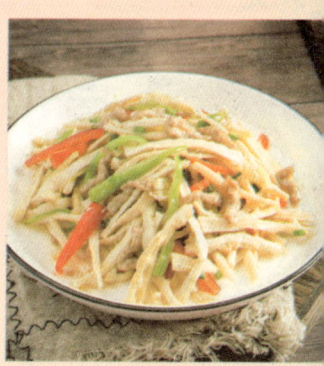
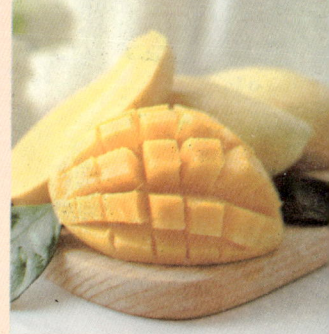
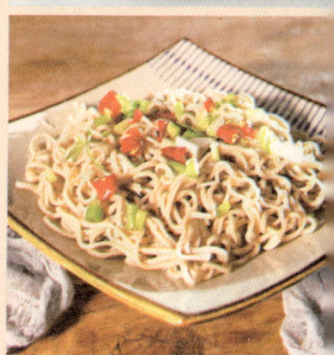

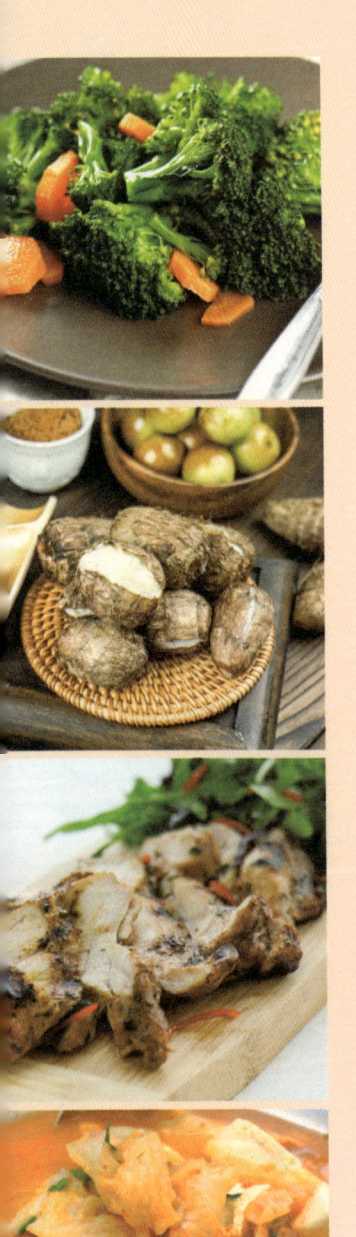

糙米饭…………… 024
清蒸芦笋…………… 025
第二周第一天
蒸山药…………… 027
香煎鸡胸肉………… 028
蔬菜沙拉…………… 029
南瓜粥……………… 029
凉拌莴苣…………… 030
第二周第二天
鸡蛋蔬菜沙拉……… 031
清蒸鳕鱼…………… 032
番茄炒蛋…………… 033
第三周第一天
水煮虾……………… 035
蒸紫薯……………… 036
番茄冬瓜汤………… 036
土豆泥……………… 037
第三周第二天
蒸南瓜……………… 039
玉米粒炒饭………… 039
白灼卷心菜………… 040

金枪鱼沙拉………… 040
第四周第一天
鸡蛋羹……………… 042
香煎三文鱼………… 043
凉拌苦瓜…………… 043
海带豆腐汤………… 044
第四周第二天
虾仁炒西兰花……… 046
清炒油麦菜………… 047
香煎豆腐…………… 047
第五周第一天
清蒸带鱼…………… 049
清炒四季豆………… 049
玉米粥……………… 050
烤茄子……………… 050
第五周第二天
酸奶水果…………… 052
香煎柠檬牛排……… 053
生菜沙拉…………… 053
蔬菜粥……………… 054

男性食谱

第一周第一天
三文鱼沙拉………… 056
红薯粥……………… 056
第一周第二天
烤蔬菜三明治……… 057
烤鸡腿肉搭配生菜沙拉 058
蒸南瓜配坚果……… 058
第二周第一天
番茄鸡肉意面……… 060
紫菜蛋花汤………… 061

第二周第二天
香蕉坚果麦片……… 062
紫甘蓝沙拉配烤鳕鱼… 063
韭菜炒菜花………… 064
第三周第一天
黄花鱼蒸豆腐……… 066
蒸蔬菜……………… 067
第三周第二天
蔬菜鸡肉卷………… 069
芹菜炒香干………… 070

第四周第一天
牛肉沙拉 …………… 072
蔬菜拌面 …………… 073

第四周第二天
土豆泥 ……………… 075
烤三文鱼配芦笋 …… 075
番茄炒鸡蛋 ………… 076

第五周第一天
坚果酸奶杯 ………… 077
蒸牛肉 ……………… 078
芦笋炒虾仁 ………… 078

第五周第二天
三明治 ……………… 079
鲜虾荞麦面 ………… 080
蒸豆腐 ……………… 081
南瓜汤 ……………… 081

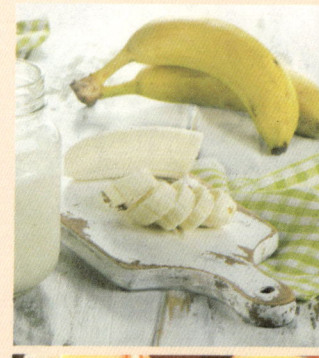

16+8 断食法 …………………………………… 082

第一天
青椒炒牛肉 ………… 084
蒜蓉茼蒿 …………… 084
水煮虾 ……………… 085
清炒冬瓜 …………… 086

第二天
糙米饭 ……………… 088
清蒸多宝鱼 ………… 088
白灼芦笋 …………… 089
蒸山药 ……………… 089
炒牛肉 ……………… 090
凉拌菠菜 …………… 091

第三天
鸡肉沙拉 …………… 093
香煎豆腐 …………… 094
凉拌秋葵 …………… 095

第四天
番茄炒蛋 …………… 098
清炒豆芽 …………… 099
排骨玉米汤 ………… 099

第五天
糙米饭 ……………… 101

烤鸡腿 ……………… 102
蒜蓉娃娃菜 ………… 103
豆腐海带汤 ………… 104
水煮虾 ……………… 105

第六天
蒸南瓜 ……………… 107
清蒸鲈鱼 …………… 108
凉拌木耳 …………… 109
苦瓜虾仁 …………… 110
韭菜鸡蛋 …………… 111

第七天
烤土豆 ……………… 113
鲜虾荞麦面 ………… 114
白灼生菜 …………… 115
番茄豆腐汤 ………… 115

第八天
青椒炒肉丝 ………… 118
白灼生菜 …………… 118
海带排骨汤 ………… 119

第九天
糙米饭 ……………… 121
香煎鸡胸肉 ………… 122

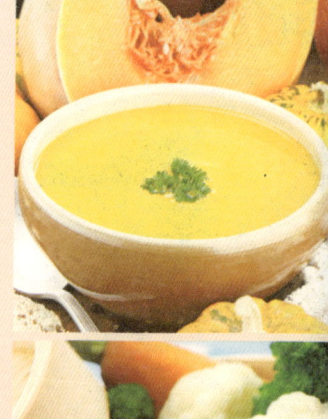

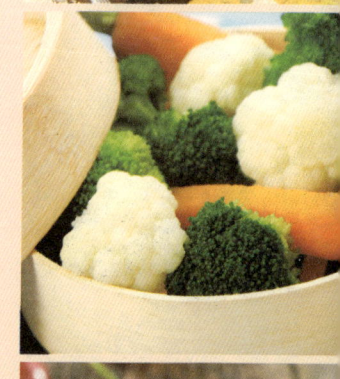

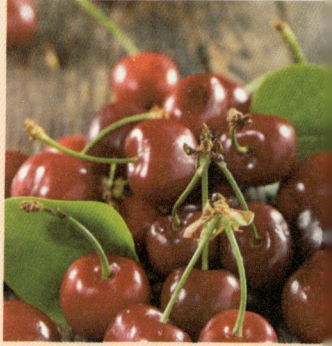

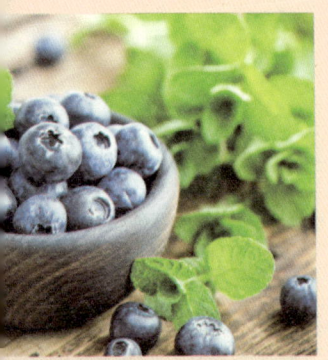
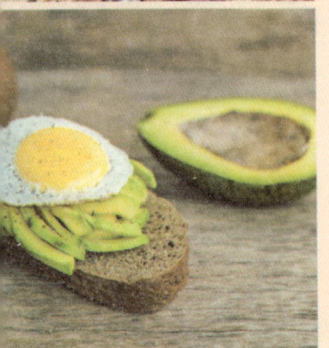
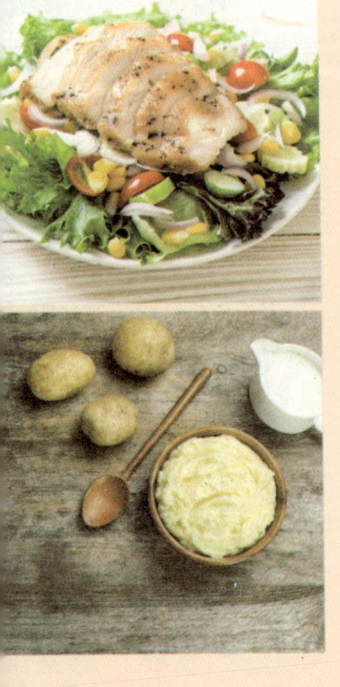

蔬菜沙拉……………… 122
烤土豆………………… 123
芹菜炒牛肉 …………… 124
凉拌金针菇…………… 124

第十天
西葫芦炒肉…………… 127
蒸蔬菜………………… 127
煎巴沙鱼……………… 128
凉拌黄瓜……………… 129

第十一天
燕麦粥………………… 131
竹笋炒肉……………… 132
烤红薯………………… 133
蒜蓉炒菠菜…………… 133
荷兰豆炒大虾………… 134
小葱拌豆腐…………… 135

第十二天
糙米饭………………… 137
蒜薹炒牛肉…………… 138
土豆泥………………… 139
鱿鱼炒韭菜…………… 139

第十三天
蒸紫薯………………… 141
香煎柠檬牛排 ………… 142
蔬菜沙拉……………… 142
糙米饭………………… 143
烤三文鱼配芦笋……… 143

第十四天
牛肉荞麦面…………… 146
清炒油麦菜…………… 147
烤鸡胸肉……………… 148

蔬果汁断食法……………………………………… 149

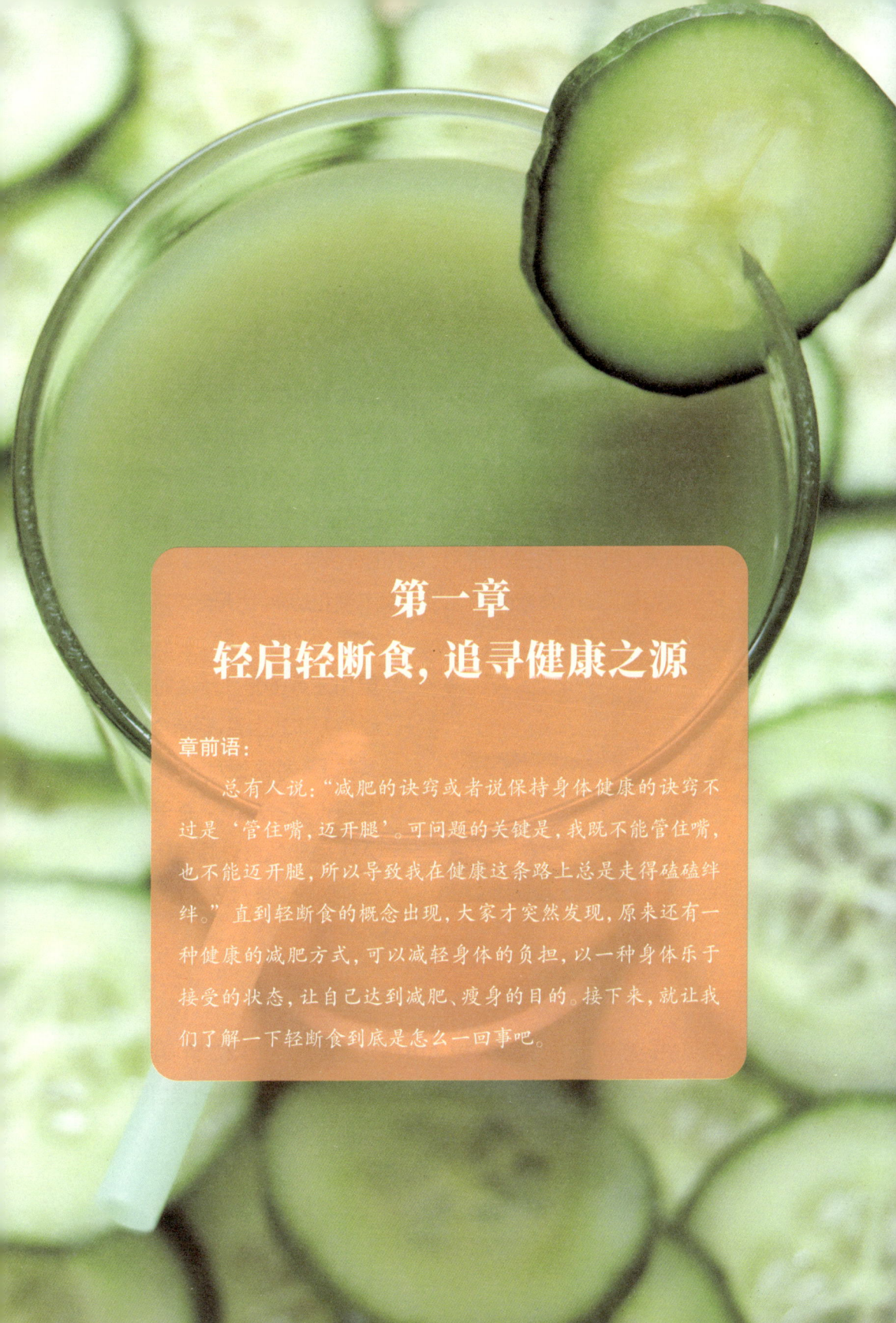

第一章
轻启轻断食,追寻健康之源

章前语:

总有人说:"减肥的诀窍或者说保持身体健康的诀窍不过是'管住嘴,迈开腿'。可问题的关键是,我既不能管住嘴,也不能迈开腿,所以导致我在健康这条路上总是走得磕磕绊绊。"直到轻断食的概念出现,大家才突然发现,原来还有一种健康的减肥方式,可以减轻身体的负担,以一种身体乐于接受的状态,让自己达到减肥、瘦身的目的。接下来,就让我们了解一下轻断食到底是怎么一回事吧。

第一节　什么是轻断食

◆ 轻断食的定义与基本概念

"轻断食"又叫"间歇性能量限制饮食"，《中国超重/肥胖医学营养治疗指南（2021）》指出，轻断食是"按照一定规律，在规定时期内禁食或给予有限能量摄入"的一种饮食模式。轻断食虽然是一种新的概念，但是在很久以前就有类似的行为，现在普遍认为轻断食与宗教的饮食传统有关，例如伊斯兰教的斋月、道教的辟谷等。

轻断食与常见的节食减肥不同，更强调节奏和规律。比起传统减肥关注的"吃什么"，轻断食更加注意的是"什么时候吃"。从本质上看，轻断食其实就是一种吃饭方式，是在禁食（或者减少卡路里摄入）与非禁食之间循环的一种时间安排方法。

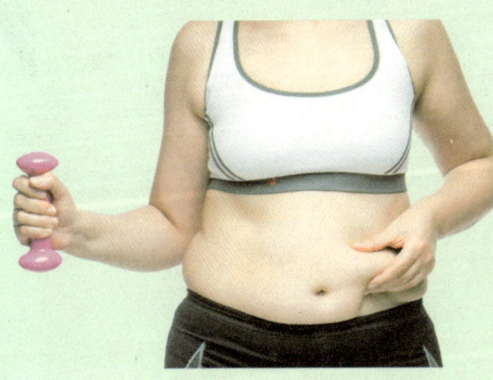

◆ 轻断食模式大盘点

常见的轻断食方法有很多，如"16+8"断食法、"5+2"断食法、果蔬汁断食法等。这些方法并没有明显的优劣之分，在选择的时候可以根据自己的情况，选择自己最容易接受的方法即可。

"5+2"断食法

在一周的 7 天里,任意选取不连续的两天,每天仅摄入平常饮食热量的 1/4,女性大约 500 千卡(1 千卡 =4.184 千焦),男性大约 600 千卡,其余 5 天相对正常吃。连续食用到体重下降。在轻断食的多种方法里,"5+2"断食法是受国际认可的一种减肥法。

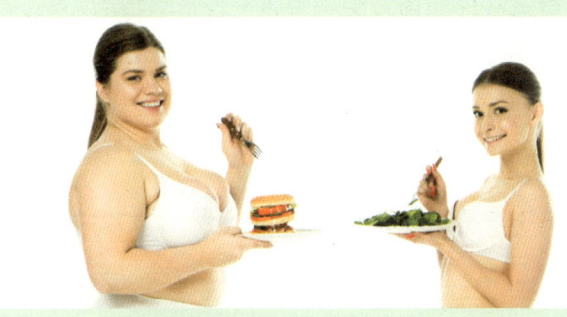

我国最新的权威减重指南《中国肥胖预防和控制蓝皮书》中也推荐了这 方法。《中国肥胖预防和控制蓝皮书》中指出,"5+2"断食法通过限制热量的摄入,可以促使体重减轻、改善代谢,并且没有严重的不良反应。

"16+8"断食法

在不减少饮食量的前提下,在一天的 24 小时里,在 8 小时内吃完一天的食物,剩下的 16 小时不再摄入任何引起血糖变化的食物或者饮

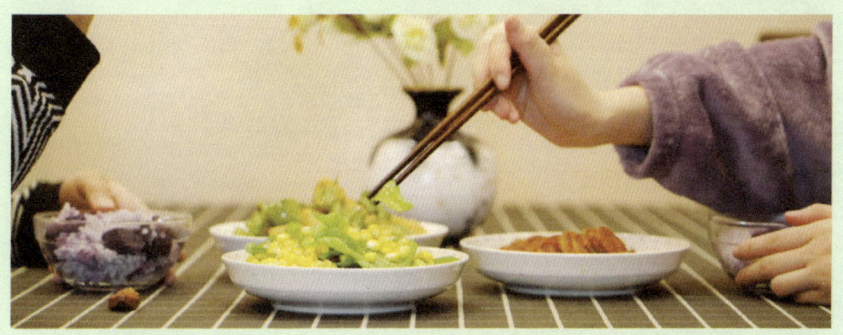

品（可以喝水、黑咖啡、茶、无糖柠檬水等）。可以在早餐开始计时，8小时内进食，当然进食的量也不要超过平日的食量，可以适当减少，等到晚餐之后就可以进入禁食状态，直到第二天早餐的时间。

果蔬汁断食法

果蔬汁断食法在轻断食减肥法里属于较难坚持的方法，它要求在一段时间内只喝果蔬汁、白开水和蔬菜汤，同时避免进食其他食物。每天摄入的热量应控制在300～500千卡，时间不宜持续太久，一般为2～3天。

选用的蔬果应是无淀粉的，并喝纯汁以减少粗纤维的摄入，每天摄入的液体量为2～3L。果蔬汁断食法的好处是可以减轻体重，改善消化，随着液体的排出可以促进排毒，还能改善皮肤状况。但是也有很多专家认为，这种相对极端的断食方法可能会让人营养不良、基础代谢率降低，在恢复正常饮食之后体重很容易反弹。为了大家的身体健康，最好还是选择自己更容易接受的轻断食方法。

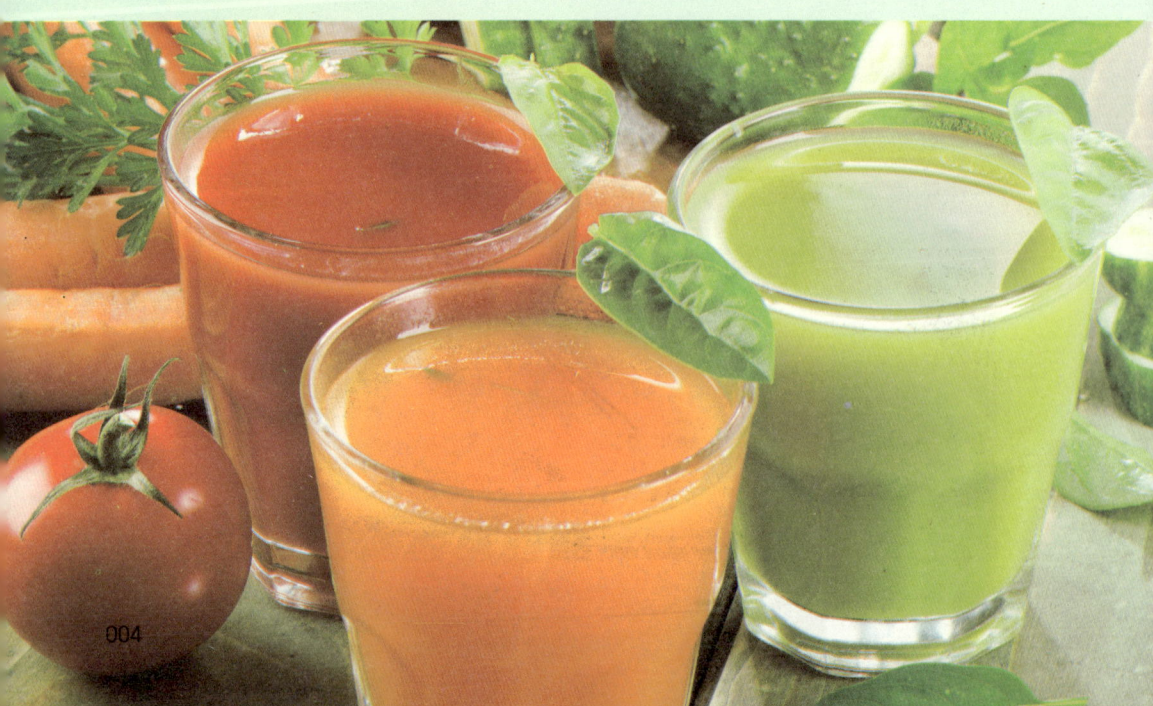

第二节 轻断食的适宜人群与禁忌人群

◆ 轻断食的适宜人群

1. 健康人群：对于一般健康的成年人，轻断食可以作为一种有效的控制热量摄入的方式，有助于减轻体重，改善肠道健康，甚至还有其他的益处，如因身体负担减轻而改善睡眠质量等。

2. 超重或肥胖人群：轻断食可以帮助这些人群降低热量摄入，从而达到减轻体重的效果。

3. 希望改善肠道健康的人群：轻断食期间，人体会进入一种自我修复状态，有助于改善肠道健康。

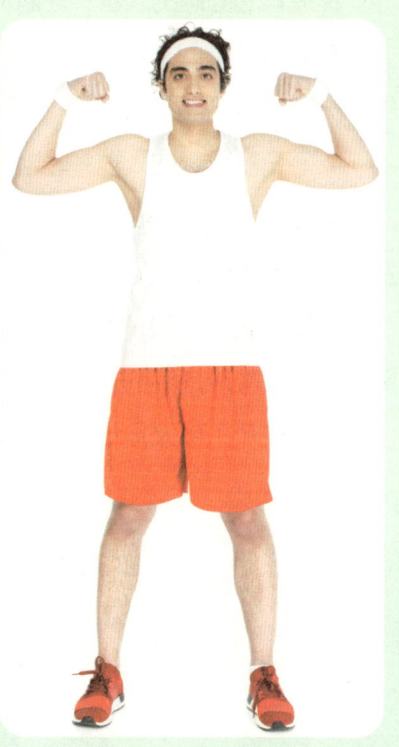

◆ 轻断食的禁忌人群

然而，轻断食并不适合所有人，以下是进行轻断食的禁忌人群：

1. 营养不良、消瘦人群：健康的成年男性平均体脂率为25%，女性约为35%，一般来说，肥胖者的体脂率远远高于这个平均值。当一个人的体脂率低于4%或者BMI小于18.5（无论男女），就意味着身体内的脂肪储备基本耗尽，再进行轻断食会使身体陷入蛋白质消耗的状态，反而得不偿失。

BMI 的计算公式是：体重（kg）/ 身高（m）的平方。

例如：一个人体重 65kg，身高 1.60m，那么她的 BMI 指数就是：65÷（1.6×1.6）=25.39

2. 患有心脏病的人群：轻断食可能会导致心律不齐、心慌等症状。

3. 患有肾病的人群：长期进行轻断食可能导致身体无法维持电解质平衡，增加猝死风险。

4. 患有糖尿病的人群：轻断食可能会导致血糖过低，甚至休克。

5. 患有胃部疾病的人群：长期轻断食可能会加重胃黏膜损伤，引发胃溃疡等疾病。

6. 处于特殊阶段的女性：怀孕期间、哺乳期。在特殊的时期，身体需要更多的营养，盲目进行轻断食反而会加重身体的负担。

7. 未成年人以及刚做完手术或者大病初愈的人群：生长发育和身

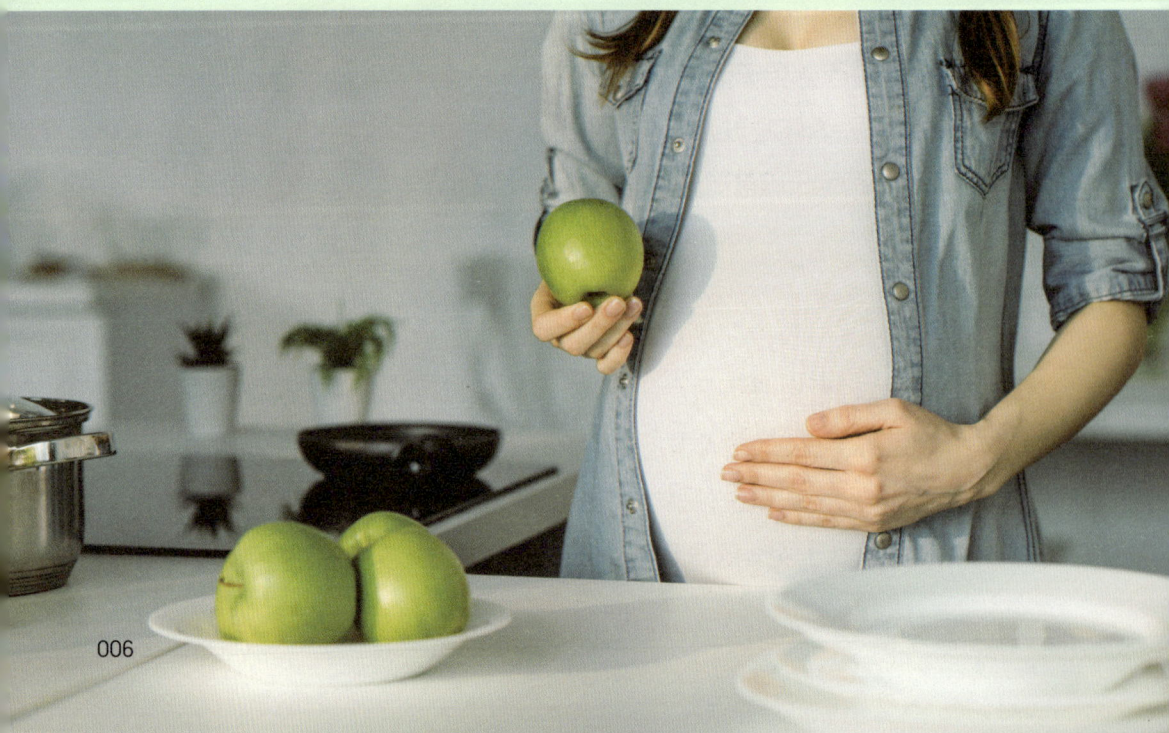

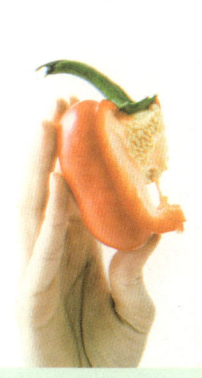
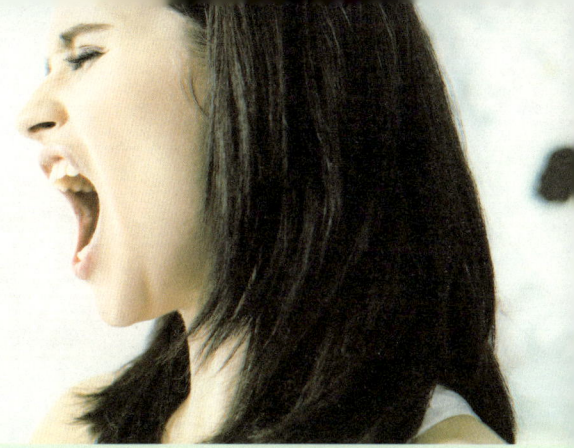

体恢复都需要足够的营养,这时候轻断食可能会导致发育迟缓或者身体恢复不良,不利于身体健康。

总的来说,轻断食并非适合所有人,如果你打算尝试轻断食,最好先咨询医生或营养师的意见。而对于新手,"16+8"断食法是比较容易接受的,如果有轻断食的打算,可以在真正的轻断食之前3周,改变一下自己的饮食结构,至少要尝试一下低碳饮食,如减少摄入过多的糖、加工食品、谷物等。一旦身体能接受这种低碳饮食,进行轻断食的时候,也就容易接受了。

第三节 轻断食 vs 传统断食：两者有何不同

传统断食

传统断食，或称辟谷，源于古老的养生哲学和宗教修行理念，通常要求在一定时间内完全禁食，只喝水或少量无糖果汁。其核心在于通过完全或近乎完全的禁食来净化身体和心灵。

传统断食的种类

完全断食：指在一定时间内完全不摄入食物，仅依靠饮水或少量无糖饮料来维持基本的生命活动。

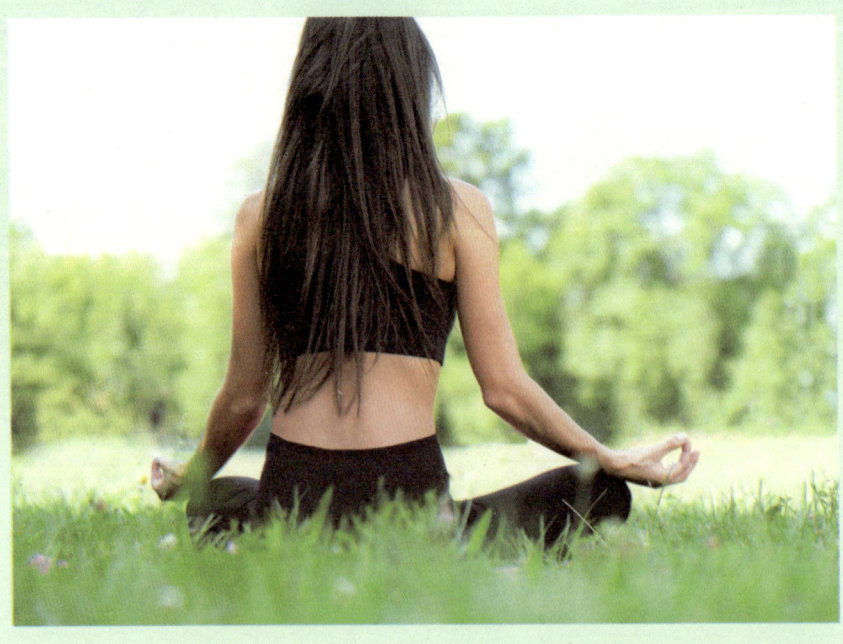

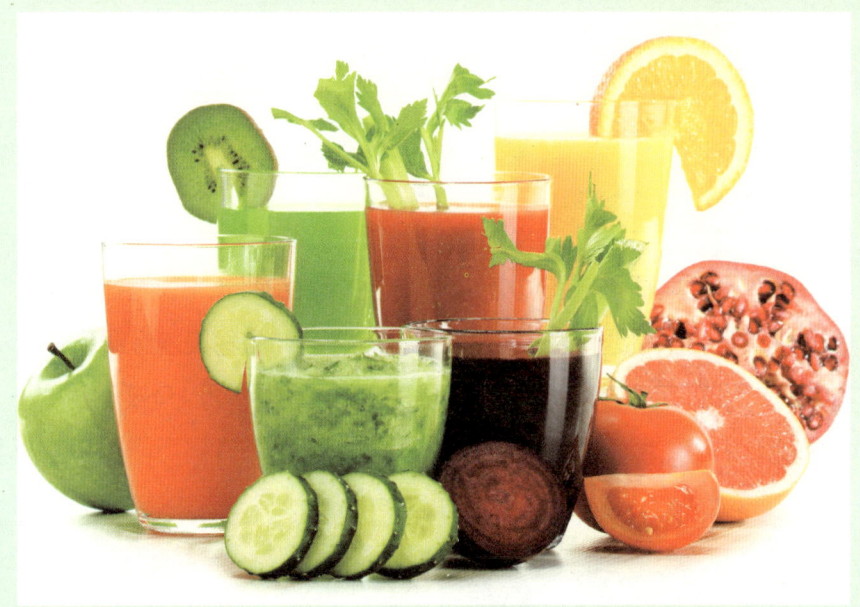

不完全断食：允许摄入极低热量的食物，如蔬果汁、清汤等，以满足身体的基本营养需求。

交替断食：正常饮食与断食交替进行，旨在调理身体，减轻肠胃负担。

轻断食 vs 传统断食

传统断食，因其严格的禁食要求，实施起来颇具挑战性。这不仅考验着个人的意志力，更是对身体适应能力的一大挑战。对于意志坚定、身体强壮的人来说，传统断食可能是短期内实现明显减重效果的理想选择。

对于大多数希望在日常生活中轻松实践健康饮食的人来说，轻断食则提供了更为灵活、温和且营养均衡的方案。轻断食注重的是饮食结构的调整和摄入量的控制，无须过分牺牲美食和社交活动，让人们在享受生活的同时，也能达到保持健康和平衡身体的目的。

第四节　轻断食期间如何避免饥饿感

保持充足的水分摄入

在轻断食期间，充足的水分摄入是至关重要的。水不仅维持着身体的正常功能，还有助于缓解饥饿感。有时候，身体会将脱水感误认为是饥饿感，因此，定时补充水分，特别是在感到饥饿时，可以有效地缓解这种感觉。

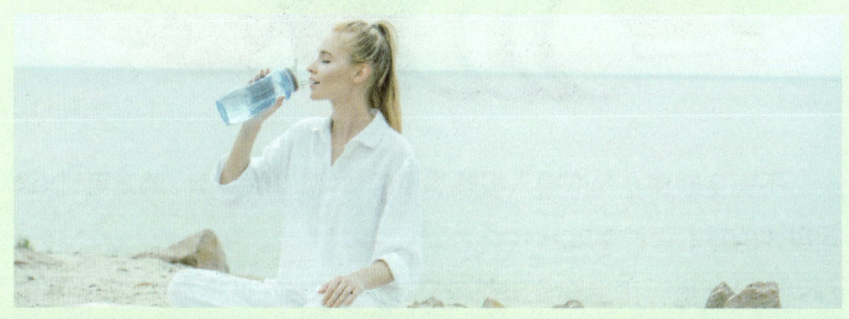

膳食纤维——增强饱腹感的天然助手

膳食纤维是一种特殊的营养素，它在肠道内不能被完全消化，但可以帮助食物更好地通过消化系统。它吸水膨胀的特性可以增加食物的体积，从而在胃中占据更多的空间，增强饱腹感。在轻断食期间，选择富

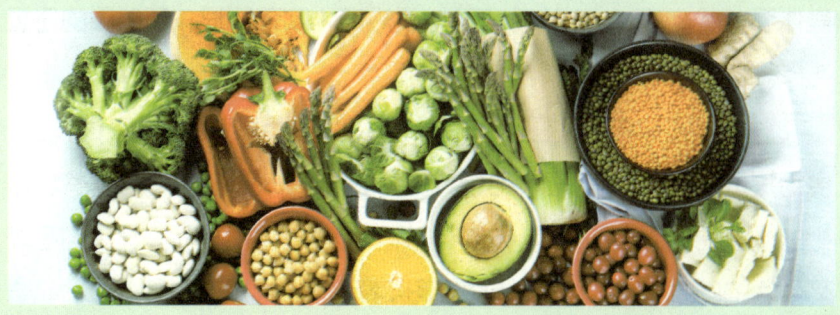

含膳食纤维的食物，如全谷物、蔬菜、水果和豆类等，可以有效地减轻饥饿感。

优质蛋白质——饱腹感与营养的双重保障

蛋白质是身体不可或缺的营养素，而且它还有一个特殊的功能：提供长时间的饱腹感。这是因为蛋白质的消化和吸收速度相对较慢，导致其能在胃中停留更长的时间。因此，在轻断食期间，确保每餐都有高质量的蛋白质来源，如鱼、鸡胸肉、豆腐、奶制品和坚果，这不仅可以满足营养需求，还可以有效减轻饥饿感。

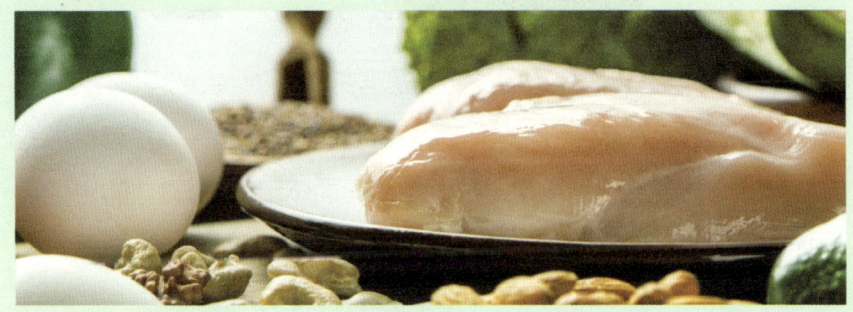

远离高糖和高加工食品的诱惑——避免血糖波动

高糖和高加工食品往往会导致血糖迅速上升再迅速下降，这种波动会加剧饥饿感。在轻断食期间，尽量避免吃这类食物，选择低糖和未

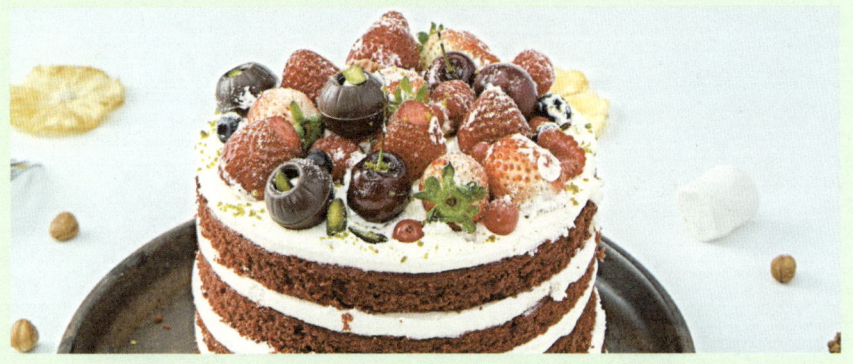

经加工的食品,如新鲜蔬果、全谷物和瘦肉,以维持血糖水平的稳定,从而减少饥饿感。

塑造健康的心态——从内心战胜饥饿感

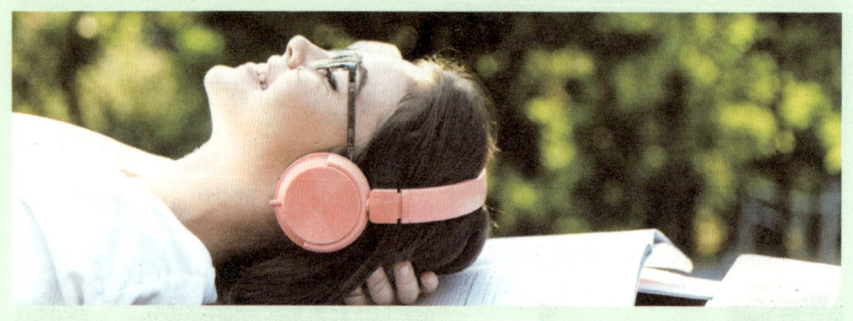

在轻断食期间,保持积极的心态是非常重要的。尝试转移注意力,通过进行放松的活动,如听音乐、阅读或与朋友交流,来减轻对食物的渴望。此外,认识到轻断食是为了长期健康而作出的短暂牺牲,也可以帮助你更好地应对饥饿感。

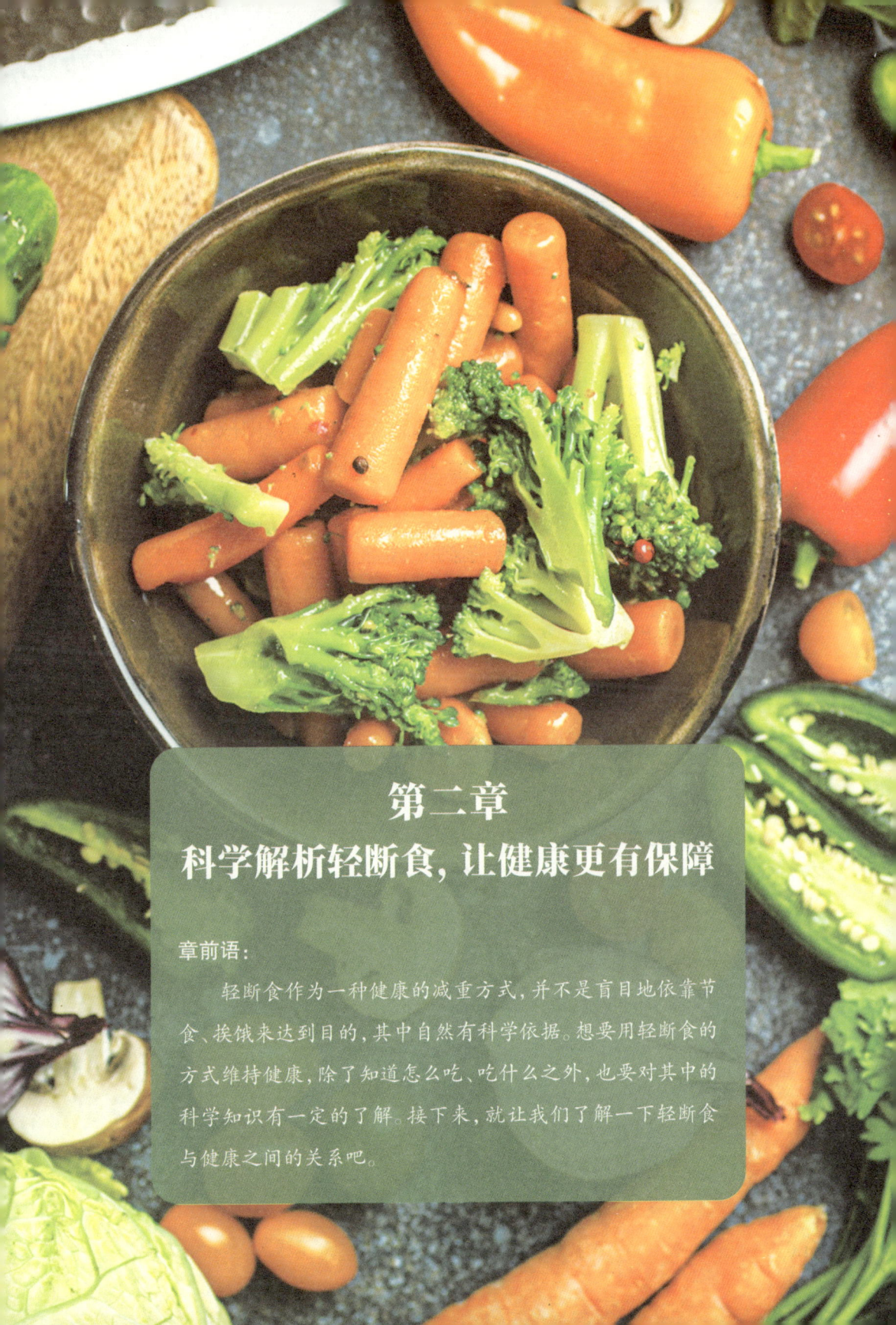

第二章
科学解析轻断食,让健康更有保障

章前语:

　　轻断食作为一种健康的减重方式,并不是盲目地依靠节食、挨饿来达到目的,其中自然有科学依据。想要用轻断食的方式维持健康,除了知道怎么吃、吃什么之外,也要对其中的科学知识有一定的了解。接下来,就让我们了解一下轻断食与健康之间的关系吧。

第一节　轻断食与健康的新视角

◆ 轻断食与健康的关系

以前的人生病可能是营养不良的居多，现代人因为科技的发展、生活的富裕，更多是营养过剩带来的疾病。古话说"要想小儿安，三分饥与寒"，放到成年人身上也是成立的。维持一段时间的轻断食，对你的身体来说，可以说是一次"减负"。

轻断食被发现在防治便秘、脂肪肝、高血压、代谢紊乱、肥胖等疾病有良好成效。具体来说，轻断食可以调理肠胃、加快新陈代谢、促进脂肪燃烧、促进新细胞生成、改善血压、活跃情绪、降低心脏病风险。

◆ 轻断食对代谢的影响

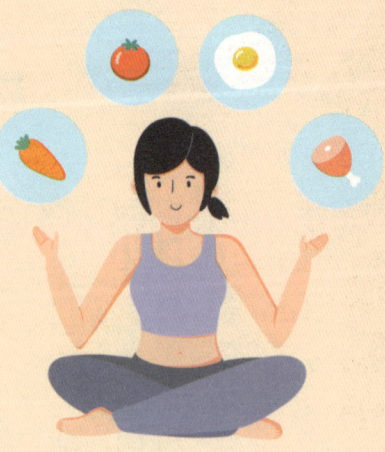

轻断食对代谢的影响主要表现在以下两个方面：一是提高基础代谢率，特别是在短期内，由于肾上腺素的增加，身体会更多地利用脂肪作为能量来源，从而提高新陈代谢；二是长时间或频繁的轻断食导致基础代谢率下降，身体进入节约模式，以适应低能量摄入的状态。

短期的轻断食有助于提高基础代谢率和促进脂肪燃烧，而长期或过于频繁的轻断食会导致基础代谢率下降和营养不良。因此，实施轻断食计划时应谨慎，并密切关注身体的代谢变化。

第二节 轻断食与运动的结合：双重效果，健康加倍

◆ 轻断食期间的运动建议

轻断食期间，仍然可以进行适量的运动，需要注意的是，运动的类型和强度应该与身体状况相匹配。以下是适合轻断食期间的运动建议：

1. 有氧运动：轻断食期间，可以进行低至中等强度的有氧运动，如散步、游泳、慢跑、瑜伽等。这些运动有助于提高心肺功能，能促进脂肪燃烧。

2. 力量训练：如果进行的是长期的轻断食，可以考虑进行适当的力量训练，以保持肌肉质量。力量训练能帮助人在轻断食期间保持肌肉强度和整体的运动耐力。

3. 避免高强度运动：在轻断食期间，应该避免进行高强度或高冲击性的运动，否则会导致身体超负荷，机能下降，影响健康。

4. 监测身体反应：轻断食期间的运动，更应该注意身体的反应，如头晕、乏力等症状。如果有必要，可以咨询专业的营养师或医生，以确保运动的安全性和适宜性。

总之，轻断食期间的运动应该是温和且适度的，主旨是保持身体的活动水平和健康状况，同时避免对身体造成额外的负担。在实施轻断食时，在确

保科学合理搭配食物，保证营养摄入的同时，可以在专业人士的指导下进行适当的运动。

◆ 运动期间的自我保护

轻断食期间，身体处于一种特殊的生理状态中，因此在运动时需要特别注意自我保护。在选择合适的运动类型之后，还需要注意以下六点：

1. 注意运动强度和时间：要避免长时间和高强度的运动，以免造成身体过度疲劳和能量消耗。

2. 补充水分和电解质：轻断食可能会导致身体水分和电解质流失，因此运动时要确保补充足够的水分和电解质，如钠、钾、镁和钙等。

3. 避免低血糖：由于轻断食可能会导致血糖水平波动，可以在运动前后适当补充能量，以防发生低血糖事件。

4. 逐步增加运动量：从实施轻断食，运动量的增加应该是逐步进行的，让身体有时间适应新的生理状态。

5. 合理安排运动时间：运动的时机可以选择在进食窗口期进行，这样可以提高身体对营养的吸收，同时避免运动后过度摄入食物。

6. 避免单独运动：轻断食期间身体可能较为脆弱，最好在有人陪伴的情况下进行运动，以便在出现问题时能够得到及时的帮助。

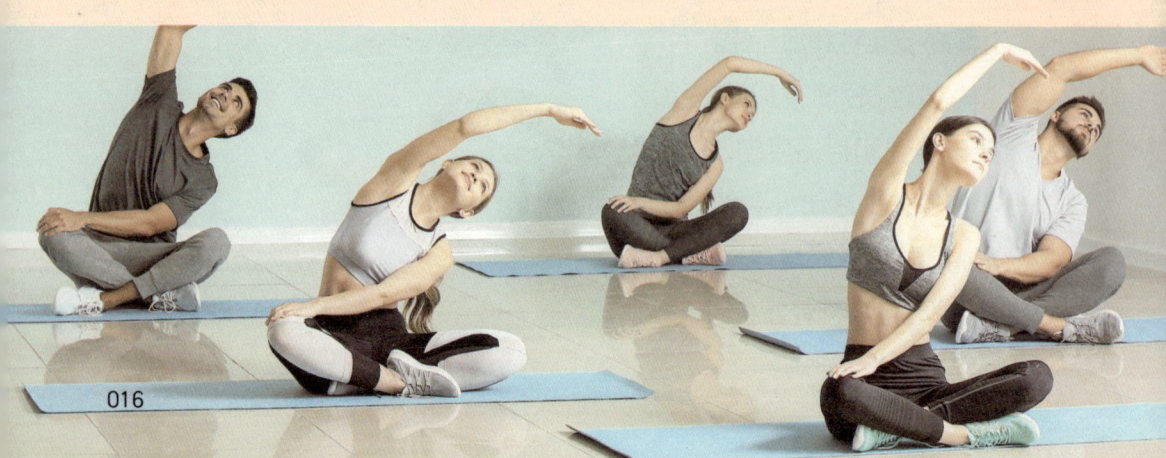

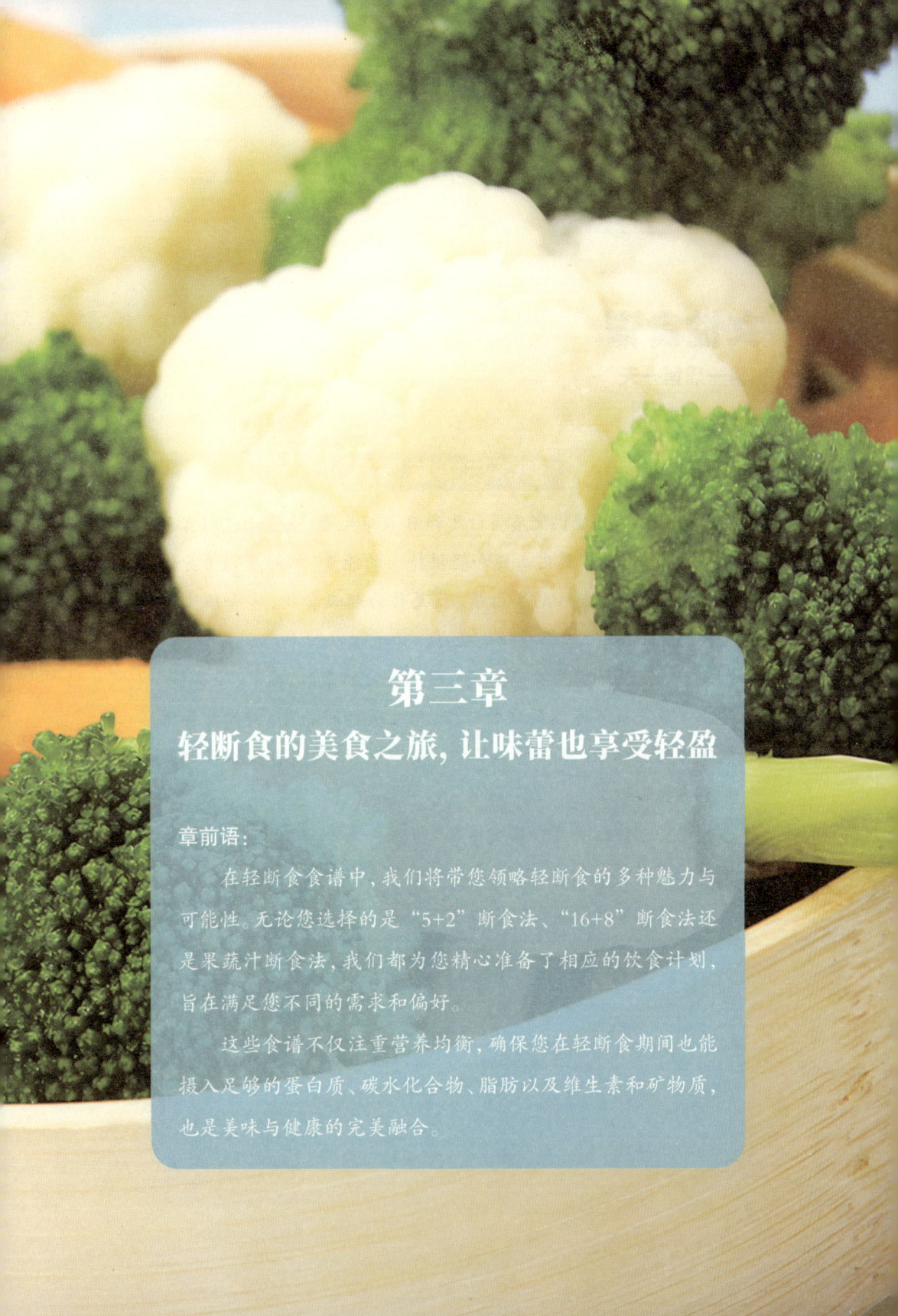

第三章
轻断食的美食之旅,让味蕾也享受轻盈

章前语:

  在轻断食食谱中,我们将带您领略轻断食的多种魅力与可能性。无论您选择的是"5+2"断食法、"16+8"断食法还是果蔬汁断食法,我们都为您精心准备了相应的饮食计划,旨在满足您不同的需求和偏好。

  这些食谱不仅注重营养均衡,确保您在轻断食期间也能摄入足够的蛋白质、碳水化合物、脂肪以及维生素和矿物质,也是美味与健康的完美融合。

"5+2" 断食法

女性食谱
第一周第一天

营养与美味同行

早餐：鸡蛋提供优质蛋白质和B族维生素。全麦面包则富含膳食纤维，有助于稳定血糖和提供持久的能量。低脂牛奶为身体补钙，同时提供额外的蛋白质。蓝莓作为超级食物，富含维生素C和抗氧化物质，能够增强免疫力。

午餐：鸡胸肉为身体提供低脂高蛋白的营养。生菜、小番茄、黄瓜等蔬菜提供丰富的膳食纤维、维生素和矿物质。柠檬汁和橄榄油作为调味料，不仅增加了沙拉的口感，还为身体提供了健康的不饱和脂肪。

晚餐：烤红薯富含膳食纤维、维生素A和维生素C，不仅美味还能提供稳定的能量。蔬菜汤以西兰花和胡萝卜为主要食材，可以提供丰富的维生素和矿物质。

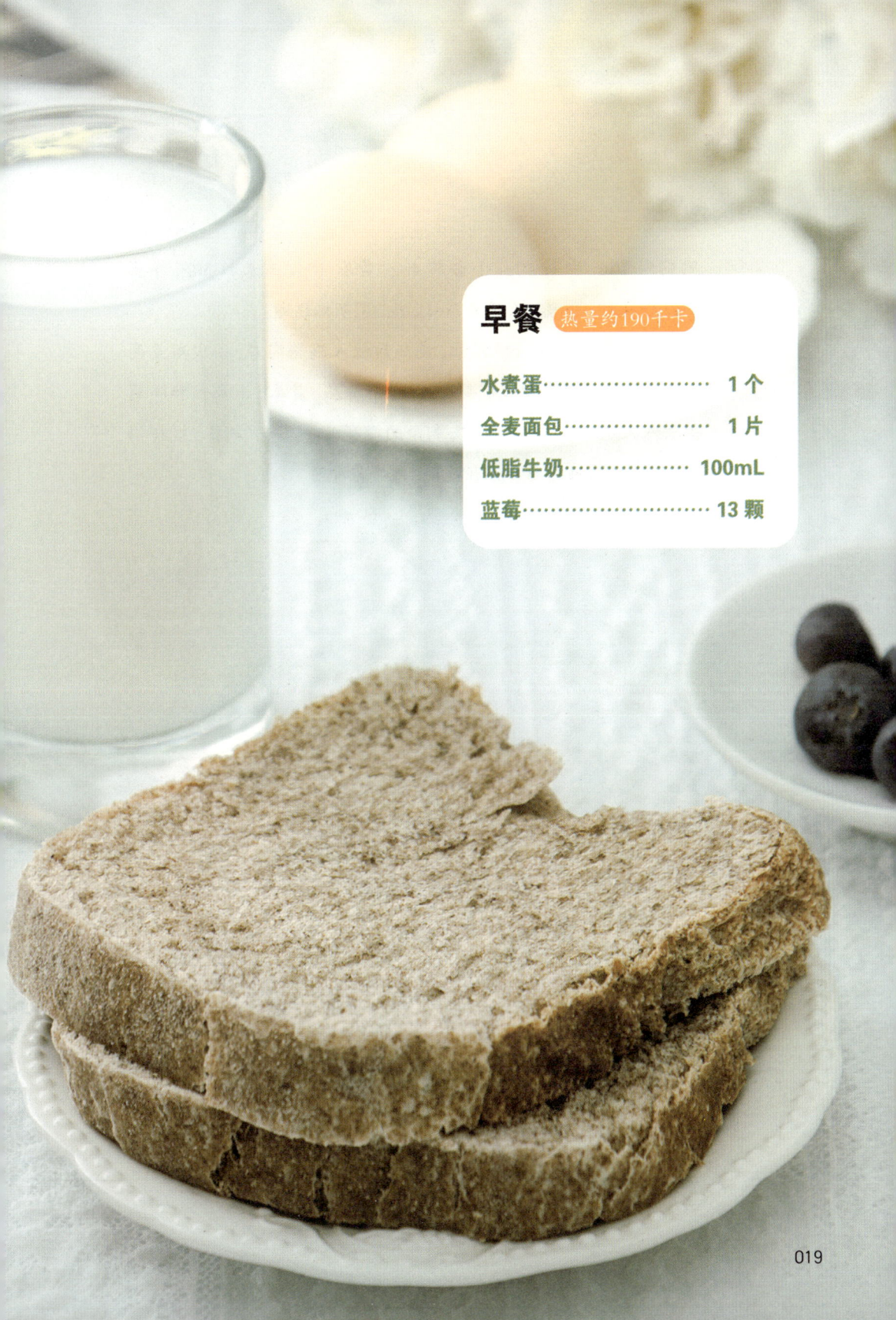

早餐 热量约190千卡

水煮蛋·················· 1个
全麦面包················ 1片
低脂牛奶················ 100mL
蓝莓···················· 13颗

午餐 热量约193千卡

鸡肉沙拉

食材： 鸡胸肉 70g，生菜 40g，小番茄 40g，黄瓜 40g，玉米粒 30g，洋葱 20g，柠檬汁 10mL，橄榄油 5mL，盐、黑胡椒适量。

做法： 在平底锅中加入少许橄榄油，烧热后放入鸡胸肉片，小火煎至两面金黄，熟透后取出放凉。将生菜、小番茄、黄瓜、玉米粒和洋葱丝放入大碗中，加入柠檬汁、剩余的橄榄油、盐和黑胡椒，搅拌均匀。将煎好的鸡胸肉片铺在蔬菜上，拌匀即可。

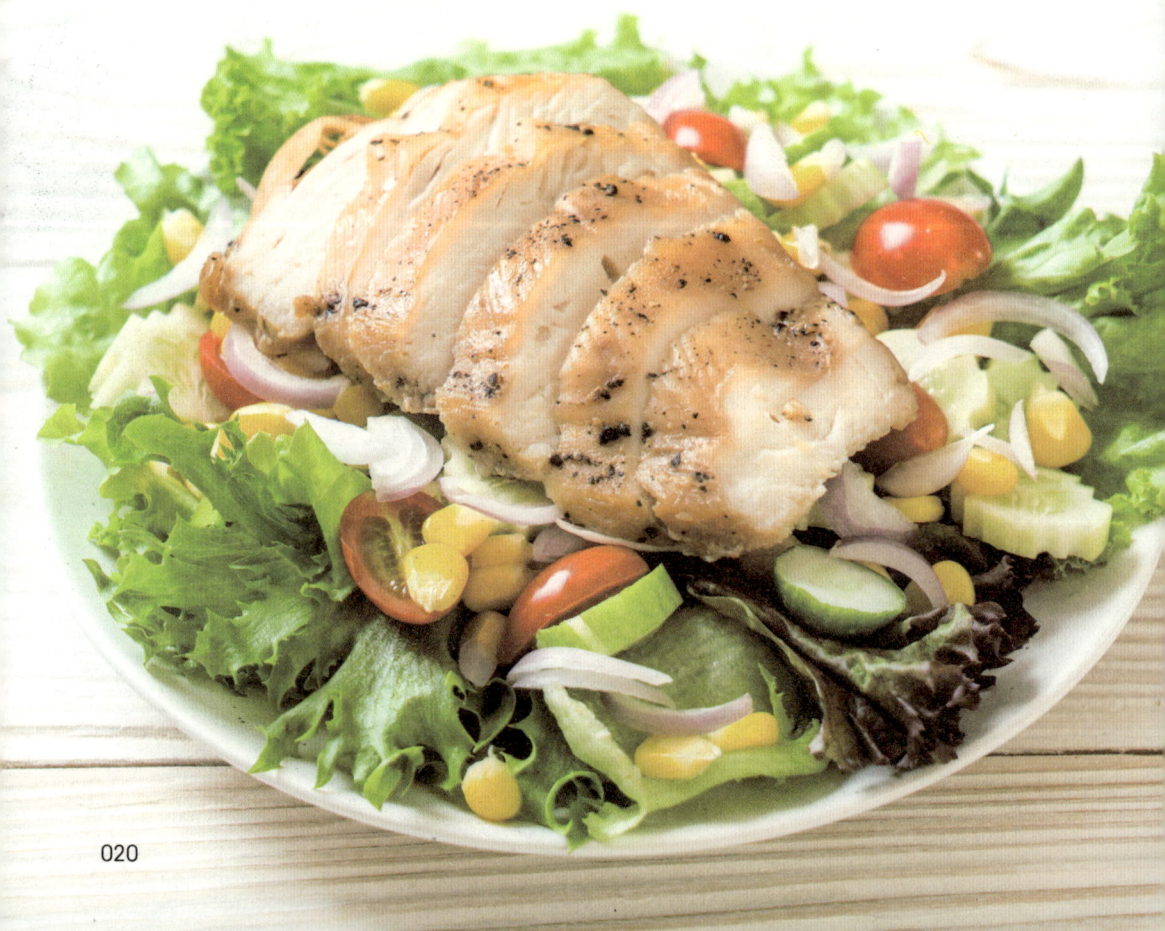

晚餐 热量约115千卡

烤红薯

食材：中等大小的红薯半个。

做法：将红薯洗净，放入烤箱中烤至熟透，需要30～40分钟。

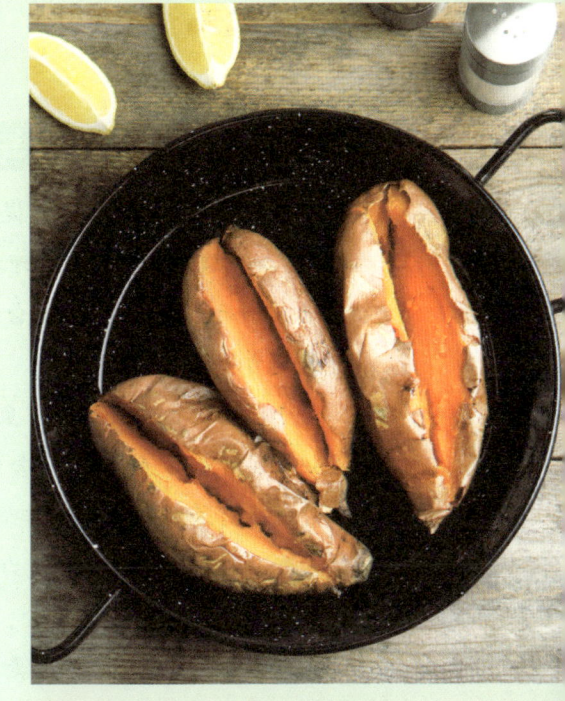

蔬菜汤

食材：西兰花75g，胡萝卜35g，蒜2瓣，清水适量，盐适量，橄榄油微量。

做法：西兰花和胡萝卜切块，蒜切片。锅中加少量橄榄油，放入蒜片炒香。加入胡萝卜翻炒几分钟。倒入清水煮沸，转小火煮10分钟至胡萝卜变软。加入西兰花煮3～5分钟至熟透。加适量盐调味。

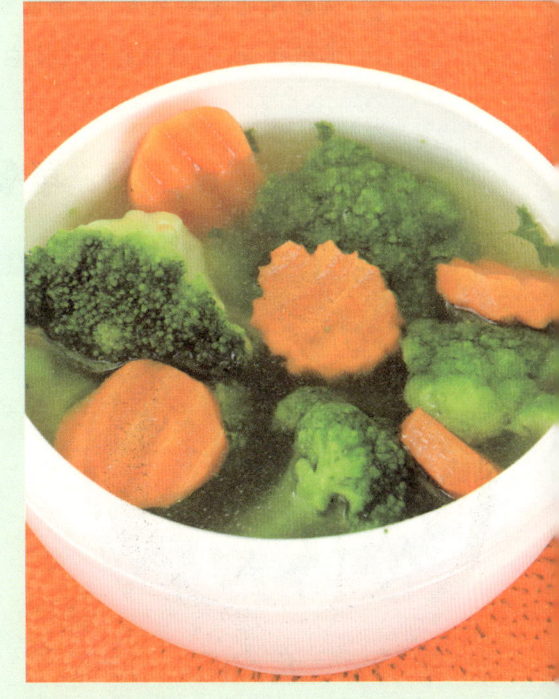

第一周第二天

营养与美味同行

早餐：燕麦作为主食，提供丰富的膳食纤维，有助于稳定血糖，增加饱腹感。香蕉提供钾元素和维生素B_6，维持心脏健康和促进身体新陈代谢。草莓所含的维生素C和多种抗氧化物质，提升免疫力和维护皮肤健康。

午餐：清蒸鲈鱼保留了鱼肉的鲜嫩口感，同时最大化地保留了鲈鱼的营养价值。鲈鱼富含蛋白质和Omega-3脂肪酸，对心脑血管健康有着积极的促进作用。黄瓜含有96%的水分，富含的维生素和矿物质可以提高免疫力、保护皮肤。

晚餐：糙米饭作为主食，其升糖指数较低，有助于控制体重和血糖。糙米中富含的维生素B族、膳食纤维和矿物质是维持身体健康的重要元素。芦笋富含叶酸、维生素K和多种微量元素，其低热量、高纤维的特性使它成为健康饮食的优选。

早餐 热量约164千卡

香蕉草莓燕麦粥

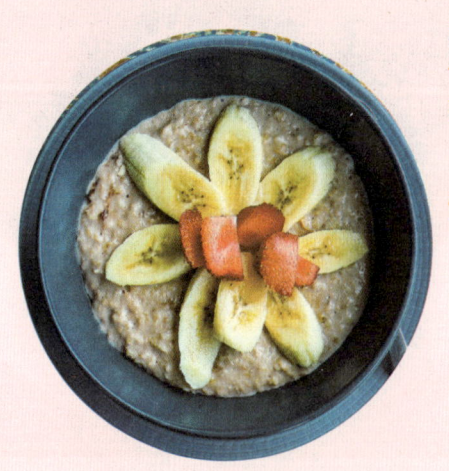

食材：燕麦30g，香蕉65g，草莓25g，水适量。

做法：将燕麦片30g放入锅中，加入90mL的水。开小火，慢慢煮沸后转小火慢煮10分钟，在此期间不时搅拌，防止燕麦粘锅。煮至燕麦粥的稠度适中，燕麦变软烂即可关火。将切好的香蕉片和草莓块摆放在燕麦粥上。

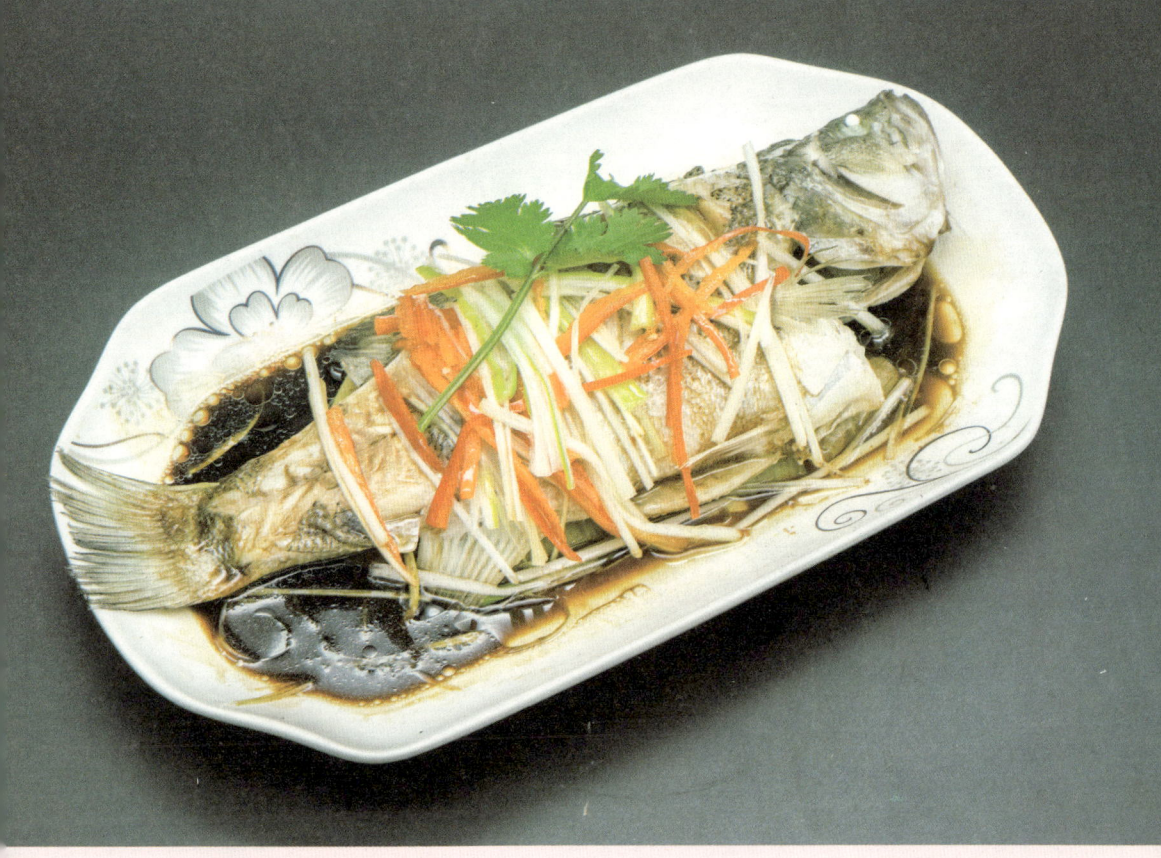

午餐 热量约179千卡

清蒸鲈鱼

食材：鲈鱼150g，葱、姜、香菜、胡萝卜适量，蒸鱼豉油少许。

做法：鲈鱼洗净，去鳞去内脏，在鱼身上划花刀，方便入味。姜切片，葱切段，放在鱼身上。蒸锅加水烧开，将鱼放入蒸锅中，盖上盖子，大火蒸10～15分钟，直到鱼熟透。取出鱼，淋上少许蒸鱼豉油，撒上葱花、香菜、胡萝卜丝即可。

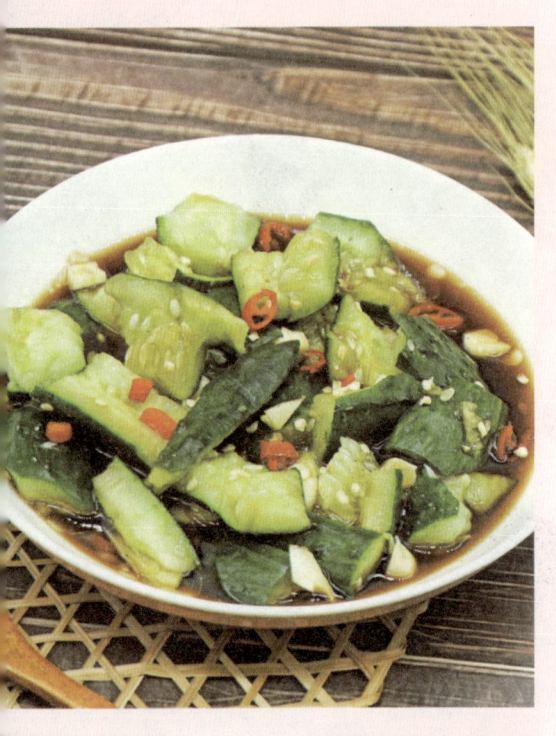

凉拌黄瓜

食材：黄瓜100g、盐、醋、生抽、蒜末、小米椒适量。

做法：黄瓜洗净切块,加入适量的盐、醋、生抽、蒜末、小米椒等调料进行调味。拌匀后静置几分钟,让调料充分渗透入食材中,即可食用。

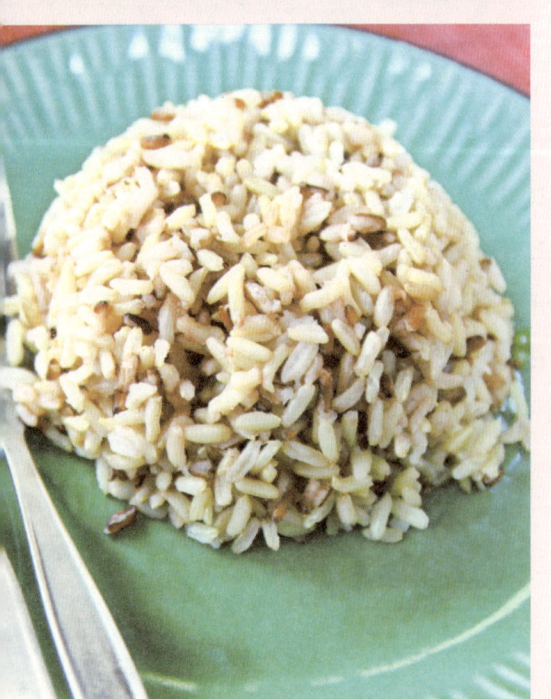

晚餐 热量约160千卡

糙米饭

食材：糙米100g。

做法：将糙米提前浸泡2~3小时,然后放入电饭煲中,加入适量的水,煮熟即可。

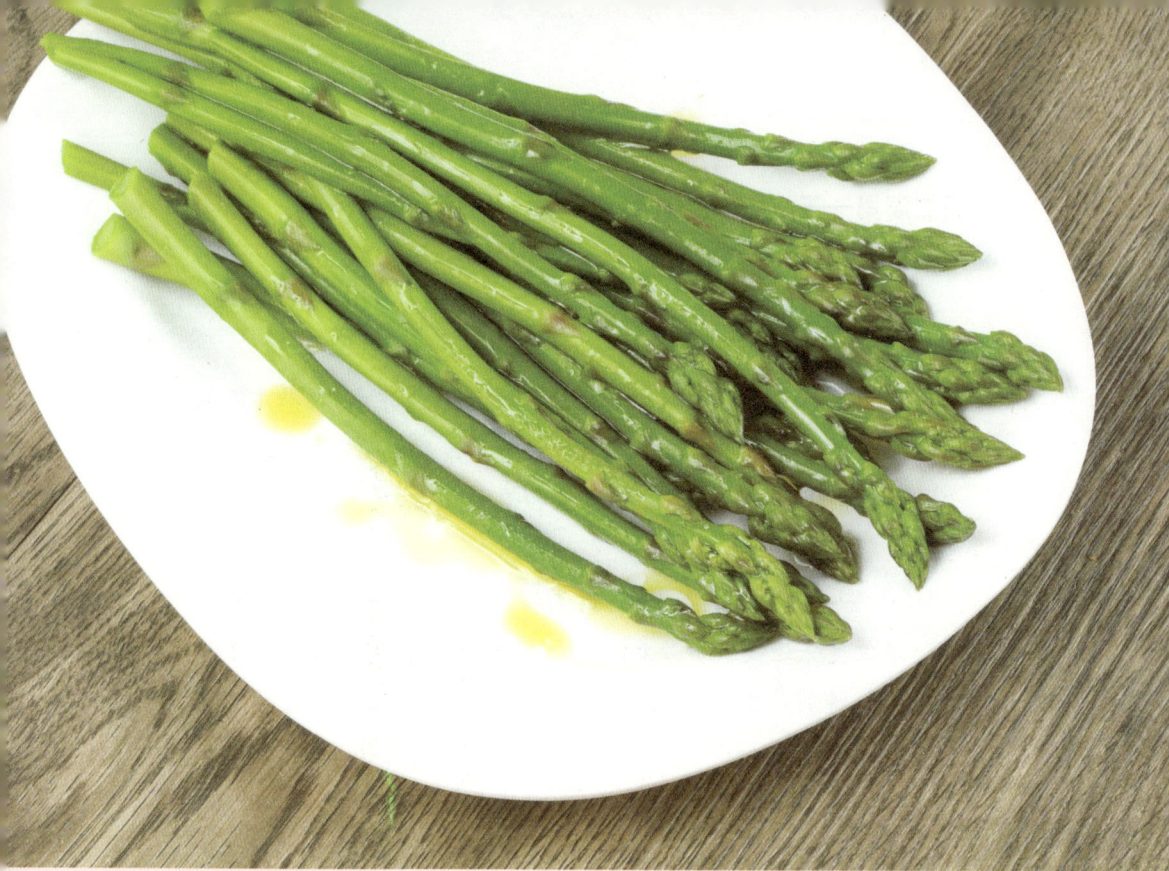

清蒸芦笋

食材： 芦笋200g，盐、胡椒粉适量。

做法： 芦笋洗净，去掉硬根部分，切成适口大小的段。蒸锅加水烧开，将芦笋放入蒸锅中，盖上盖子，蒸3～5分钟，直到芦笋变成嫩绿色且稍微软化（注意不要蒸得过久，以免芦笋变得太软失去口感）。取出芦笋，根据个人口味撒上少许盐和胡椒调味。

第二周第一天

营养与美味同行

早餐：豆浆含有丰富的植物蛋白和多种营养素，有助于降低胆固醇，对心血管有保护作用。山药具有补脾养胃、生津益肺的功效，同时富含黏液蛋白、维生素和微量元素，能够增强人体免疫力。

午餐：鸡胸肉是高蛋白、低脂肪的肉类，经过香煎后外酥里嫩，不仅美味还提供了必要的蛋白质。蔬菜沙拉则富含维生素和矿物质，特别是生菜、小番茄和黄瓜的组合，既能提供营养又能增加饱腹感。

晚餐：南瓜粥不仅热量低，而且富含β-胡萝卜素，在体内可以转化为维生素A，有助于维护视力健康。同时，南瓜还含有丰富的钾元素，有助于维持心脏的正常功能。凉拌莴苣则提供了维生素和矿物质，特别是膳食纤维丰富，有助于促进肠道蠕动。

早餐 热量约155千卡

豆浆 ················· 200mL

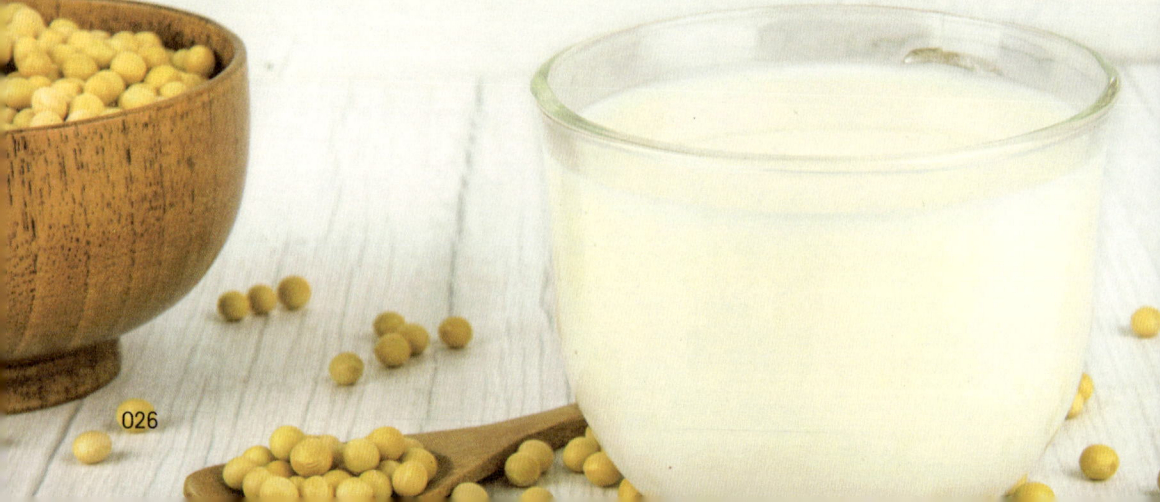

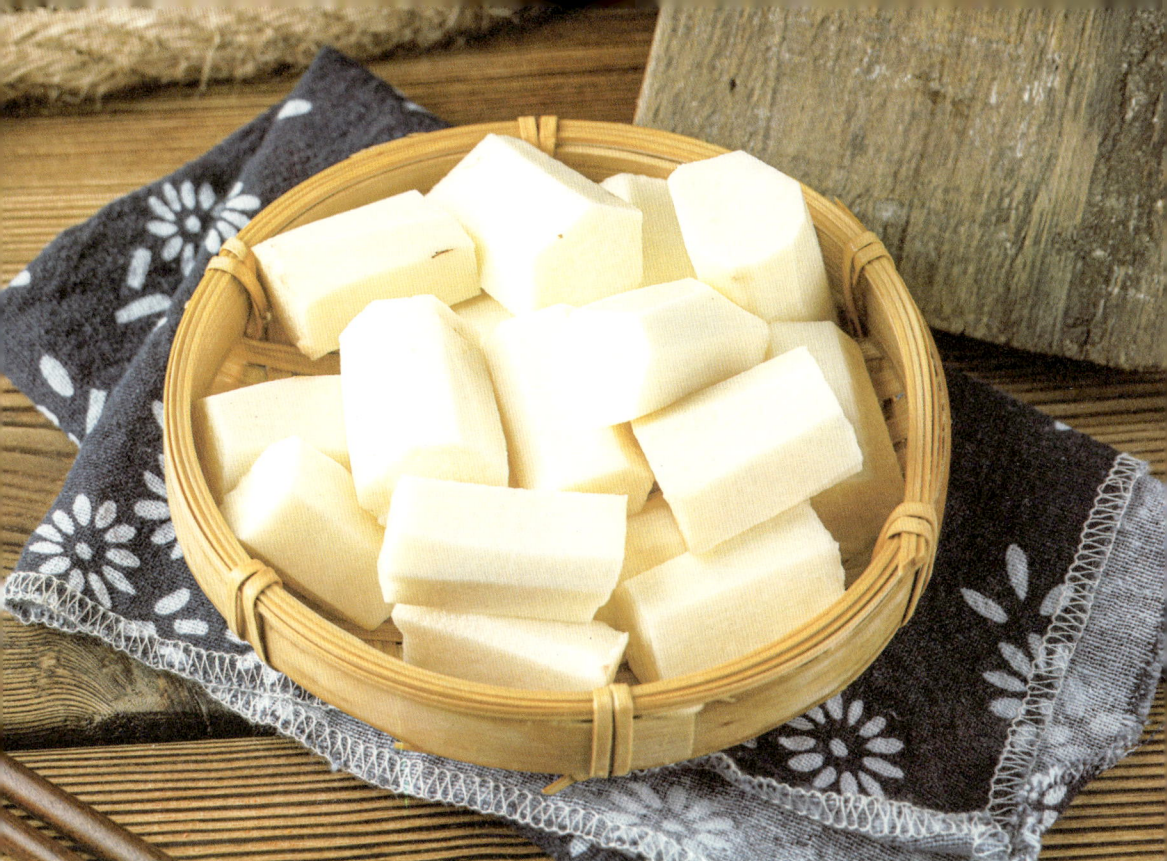

蒸山药

食材：山药 150g。

做法：山药洗净去皮切段，将切好的山药放入蒸锅中蒸制 15～20 分钟，用筷子轻轻一戳就能穿透时，即可关火。

午餐 热量约237千卡

香煎鸡胸肉

食材：鸡胸肉100g，生抽2勺，料酒1勺，蒜片、姜丝适量，胡椒粉少许，玉米淀粉1勺，油适量。

做法：将鸡胸肉洗净，撒上蒜片、姜丝，倒入生抽和料酒，撒上胡椒粉，抓拌均匀后腌制半小时。腌好之后，将鸡胸肉换盘，撒上玉米淀粉，抓拌均匀，使鸡胸肉表面裹上一层薄薄的玉米淀粉。起锅烧油，待油温适中时，放入鸡胸肉，小火慢煎。煎制过程中注意翻面，确保两面都均匀受热，煎至鸡胸肉表面金黄且熟透即可。

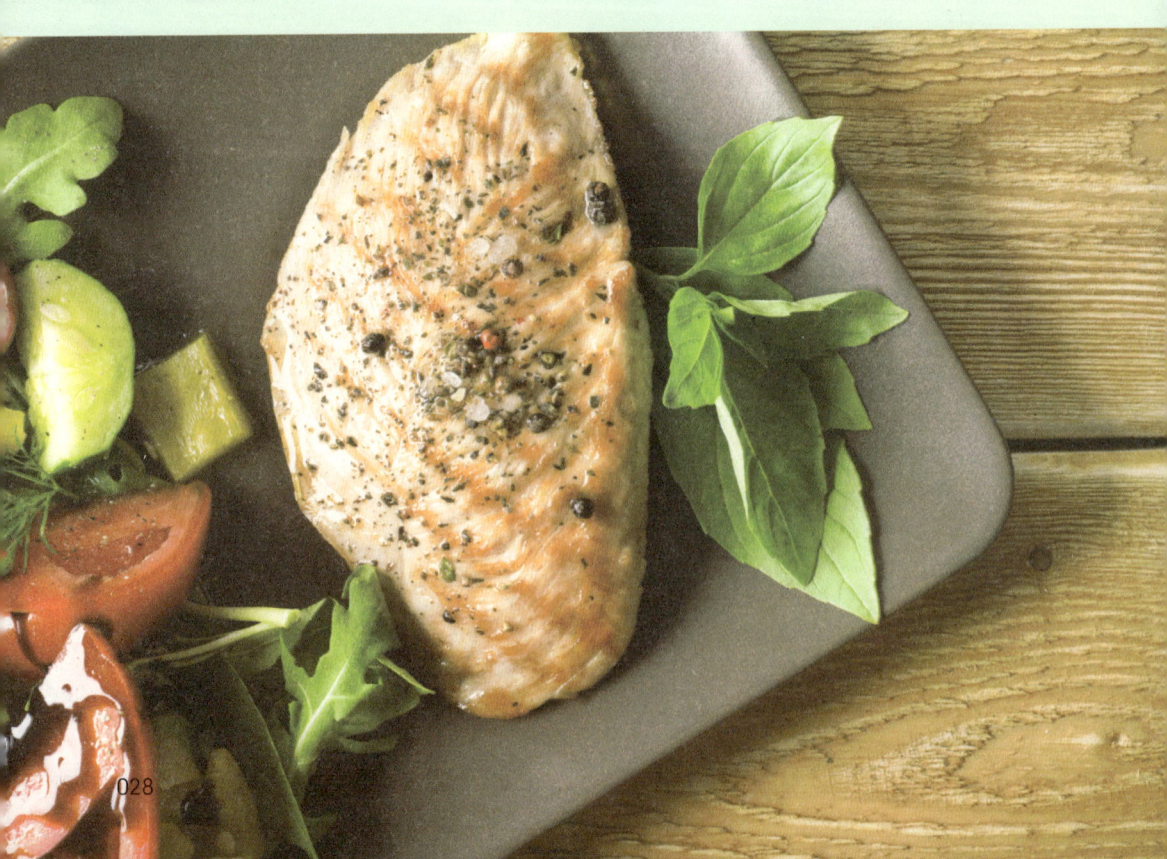

蔬菜沙拉

食材：生菜50g，小番茄50g，黄瓜50g，橄榄油5mL，柠檬汁适量。

做法：洗净生菜、小番茄和黄瓜，切成适当大小的块状。放入碗中，加入橄榄油和柠檬汁，轻轻拌匀。

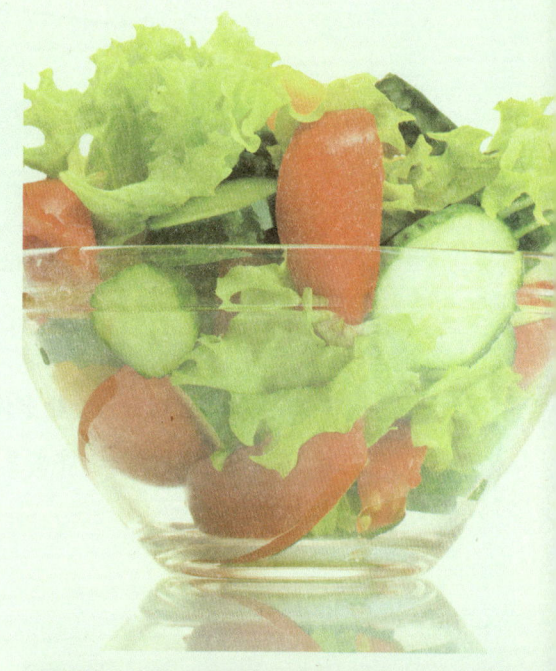

晚餐 热量约125千卡

南瓜粥

食材：南瓜100g，大米25g，水300mL。

做法：南瓜去皮、去籽，切成小块。大米提前浸泡30分钟。锅中加水，大火烧开。加入大米，转小火煮15分钟。加入南瓜块，继续煮15～20分钟，直到南瓜和大米都熟透。

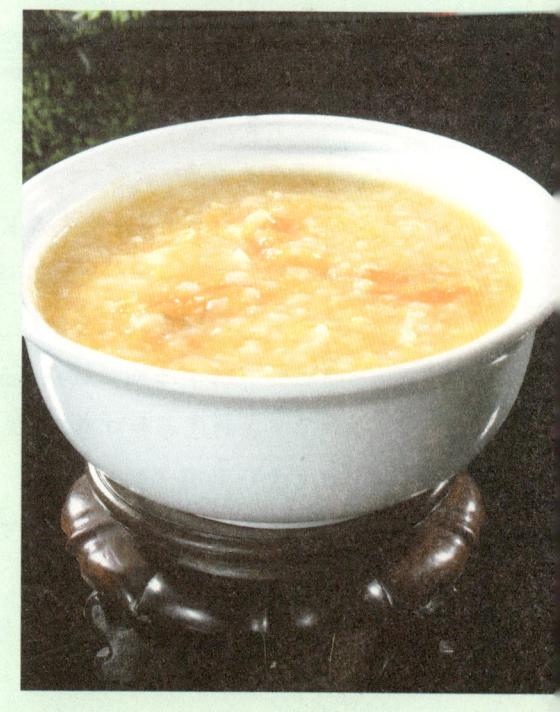

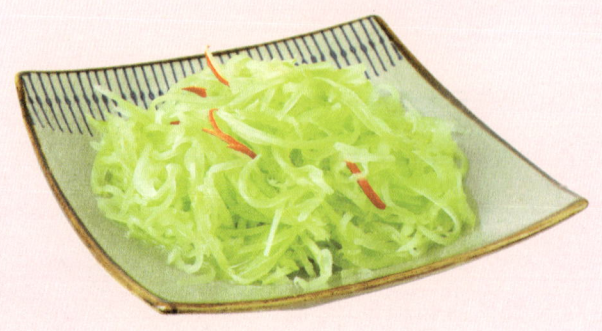

凉拌莴苣

食材：莴苣100g,醋适量,盐少许,蒜末适量。

做法：莴苣洗净,切细丝,焯水至熟,捞出沥干。加入蒜末、醋、盐,拌匀。

第二周第二天

营养与美味同行

早餐：鸡蛋是蛋白质的优质来源,对于维持肌肉功能和身体修复至关重要。苦苣、水萝卜、小番茄和紫甘蓝等蔬菜不仅提供了大量的维生素C、维生素K、叶酸等,还有丰富的膳食纤维,有助于增强饱腹感和促进肠道蠕动。

午餐：鳕鱼的肉质细嫩,易于消化吸收,其富含的Omega-3脂肪酸有助于降低心脏病风险。西兰花和胡萝卜的加入,不仅增加了午餐的色彩和口感,还提供了额外的营养物质,如维生素A、维生素C和膳食纤维等。

晚餐：番茄含有丰富的番茄红素和维生素C,具有较好的抗氧化作用。柚子不仅热量低,而且富含维生素C和钾,有助于维持身体的正常生理功能。

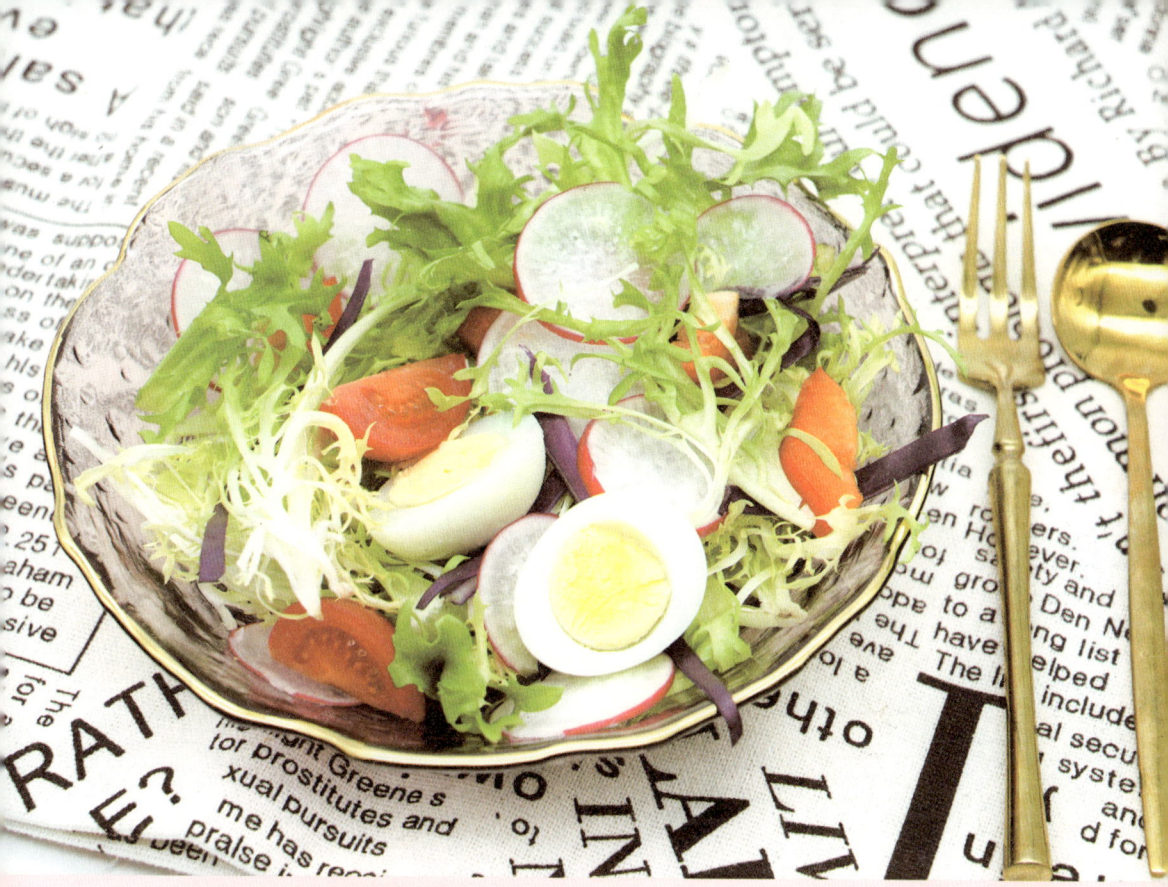

早餐　热量约170千卡

鸡蛋蔬菜沙拉

食材： 鸡蛋1个，苦苣50g，水萝卜50g，小番茄50g，紫甘蓝50g，低脂沙拉酱30g，盐、黑胡椒少许。

做法： 鸡蛋煮熟，放凉。苦苣、水萝卜、小番茄和紫甘蓝分别洗净、沥干水分，切成适口的大小。在大碗中放入切好的蔬菜和鸡蛋块。淋上低脂沙拉酱，撒上少许盐和黑胡椒，用搅拌勺轻轻拌匀。

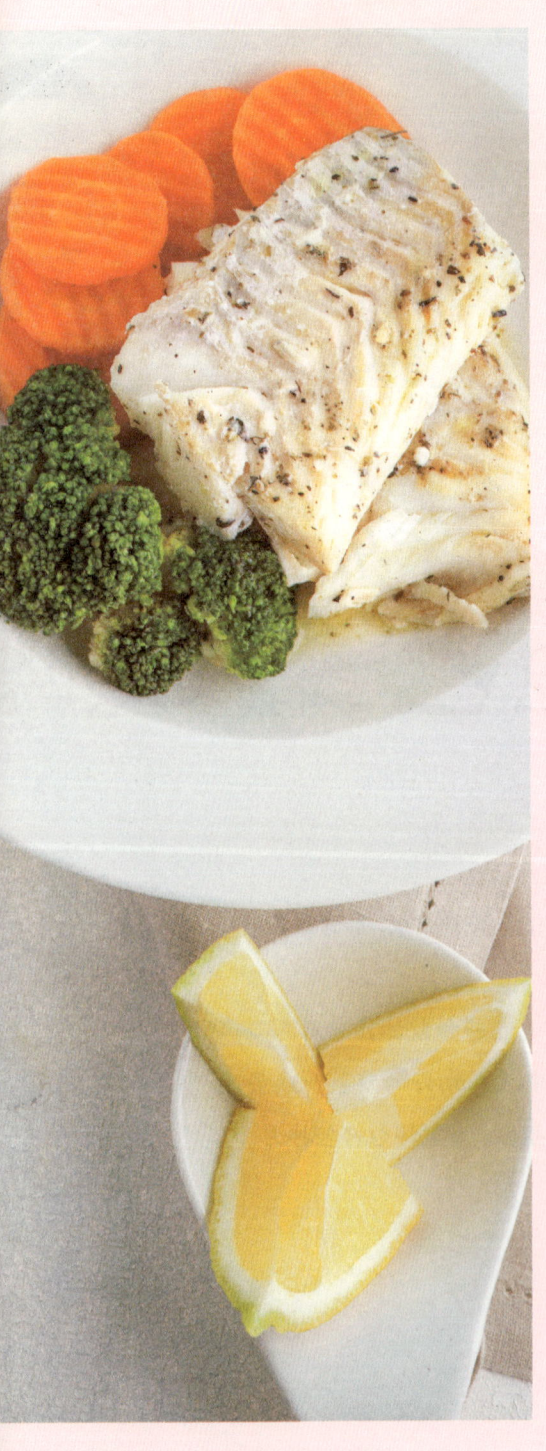

午餐 热量约170千卡

清蒸鳕鱼

食材：鳕鱼150g，西兰花50g，胡萝卜50g，盐、黑胡椒适量。

做法：鳕鱼洗净，西兰花切成小朵，胡萝卜切片。在鳕鱼两面撒上少许盐和黑胡椒腌制5分钟。蒸锅中加入足量水，提前烧开。将腌制好的鳕鱼放在盘子上，周围摆上西兰花和胡萝卜。将盘子放入蒸锅中，盖上蒸锅盖子，蒸10～12分钟即可。

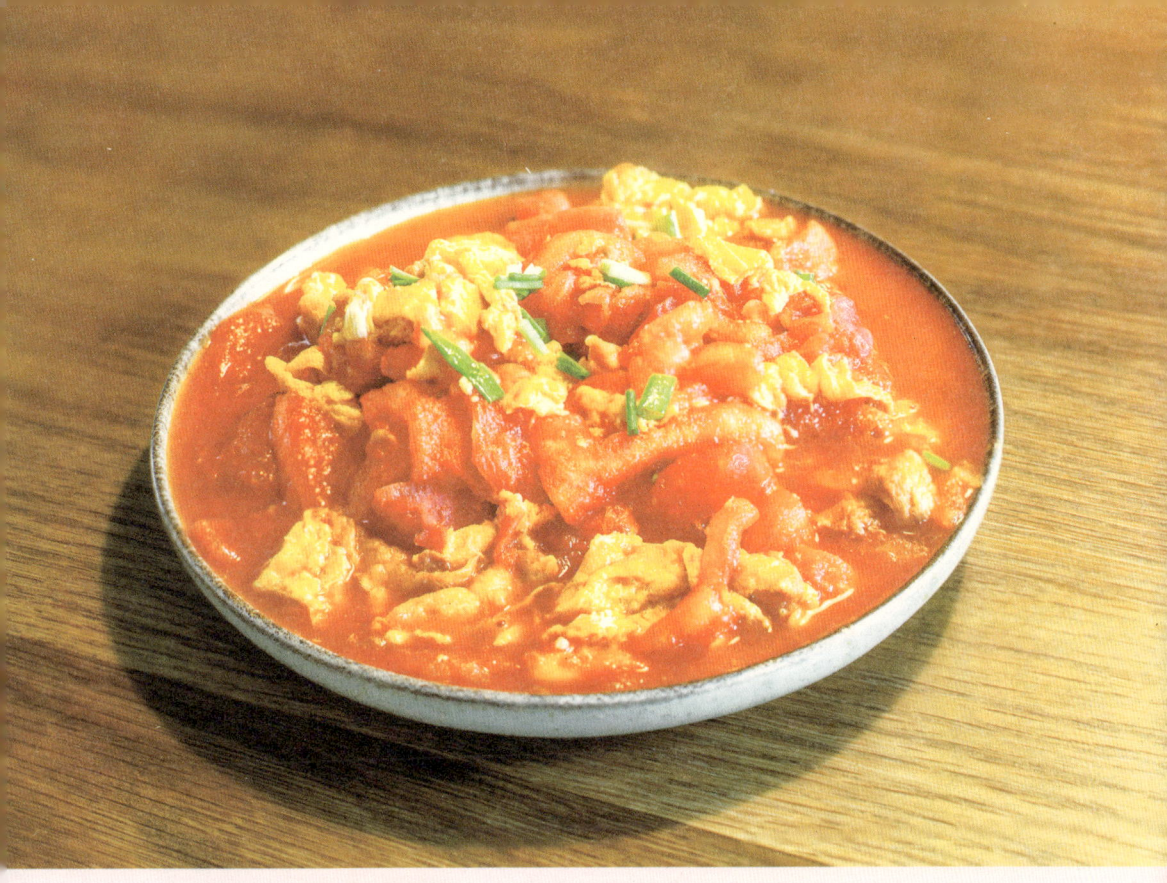

晚餐 热量约190千卡

番茄炒蛋

食材：番茄200g，鸡蛋1个，盐、橄榄油、葱花少量。

做法：番茄洗净，切成小块备用，鸡蛋打入碗中，加入少许盐，搅拌均匀。平底锅预热，喷入少许橄榄油，油微热后，倒入鸡蛋液，翻炒至鸡蛋刚刚凝固，然后盛出备用。在同一个锅中，加入番茄块，翻炒至番茄开始出汁。将之前炒好的鸡蛋重新放入锅中，与番茄一起翻炒，可以再加少许盐调味。翻炒均匀后，撒上葱花即可。

柚子·················· **100g**

第三周第一天

营养与美味同行

早餐：全麦面包富含膳食纤维和复合碳水化合物，能提供持久的能量而不引起血糖波动。鸡蛋是优质蛋白质的来源，同时含有多种维生素和矿物质，尤其是B族维生素和胆碱，对大脑健康有益。生菜和小番茄能提供丰富的维生素C、维生素K以及多种矿物质，同时增加了早餐的膳食纤维含量，有助于消化。豆浆含有丰富的植物蛋白和大豆异黄酮，对心血管健康有益。

午餐：虾是高蛋白、低脂肪的食物，富含优质蛋白质、锌、硒等矿物质，有助于增强免疫力和促进肌肉合成。紫薯富含膳食纤维、维生素和矿物质，尤其是花青素等抗氧化物质，有助于抵抗自由基的损害。

晚餐：番茄冬瓜汤中的番茄富含维生素C和番茄红素，具有抗氧化作用；冬瓜则含有96%的水分和多种矿物质。土豆泥提供了丰富的碳水化合物和膳食纤维，为身体提供必要的能量。

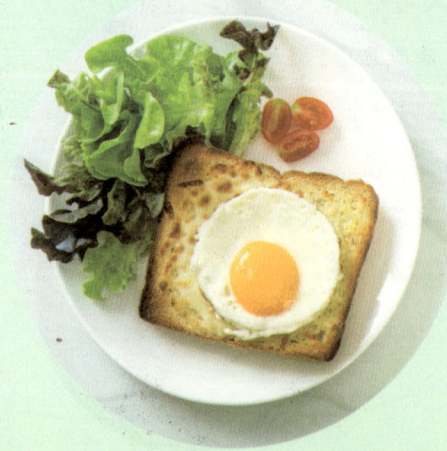

早餐　热量约186千卡

全麦面包……………… 1薄片

煎蛋…………………… 1个

生菜…………………… 50g

小番茄………………… 5个

豆浆……………… 100mL

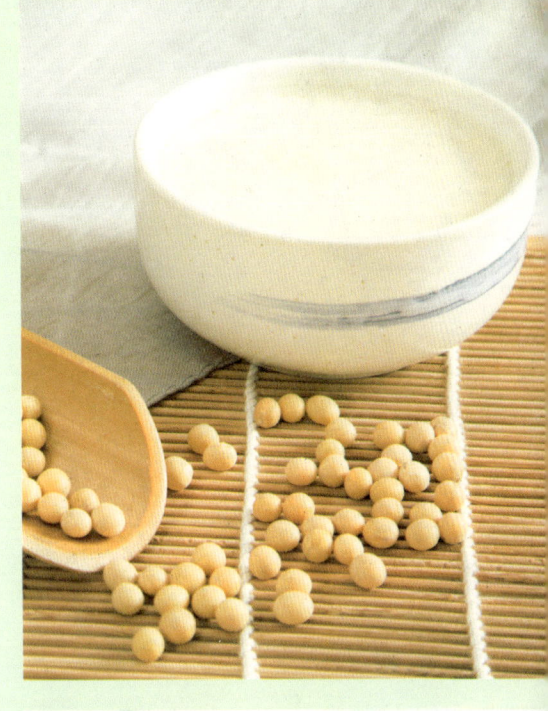

午餐 热量约138千卡

水煮虾

食材：虾100g，葱头或葱段、水、盐适量。

做法：锅中加水，放入姜片和葱头。加盐，大火煮沸。水开后放虾。煮2～3分钟至虾红弯曲即熟。

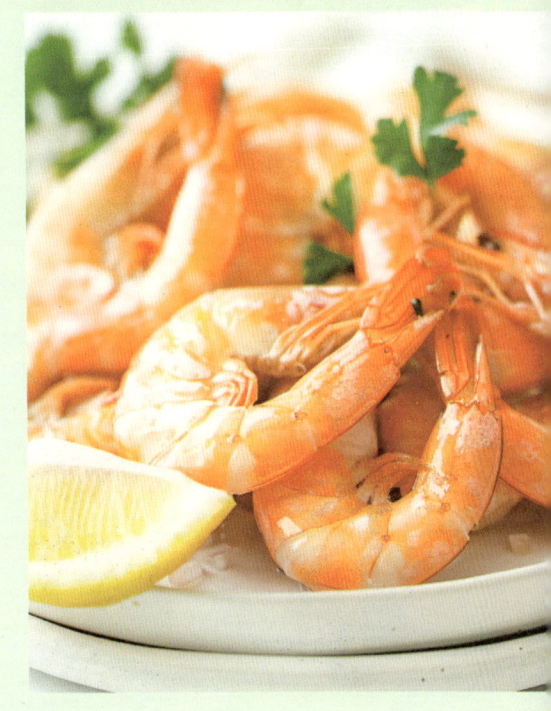

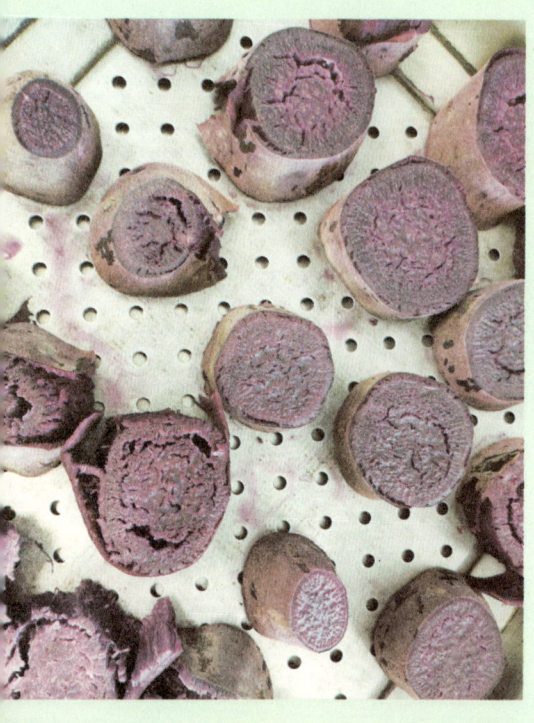

蒸紫薯

食材： 紫薯 50g。

做法： 将紫薯洗净，切成小块或厚片，放入蒸锅中蒸熟即可。

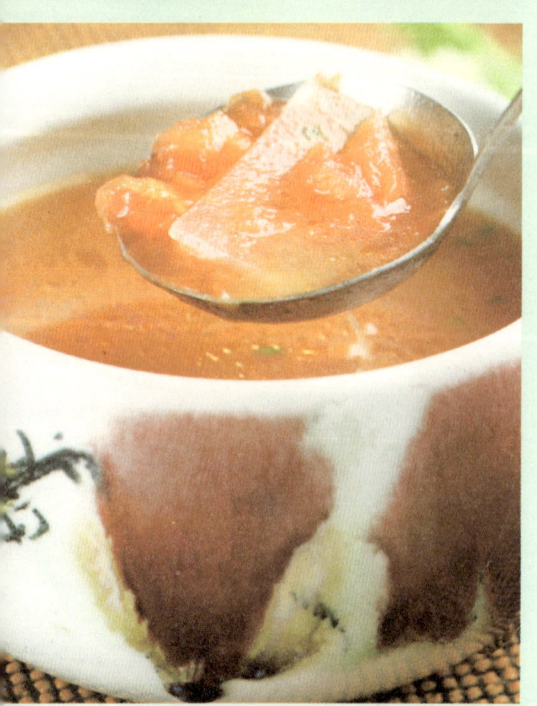

晚餐 热量约149千卡

番茄冬瓜汤

食材： 冬瓜 100g，番茄 165g，清水 500mL，盐、油适量。

做法： 番茄去皮、去蒂、切小丁，冬瓜洗净削皮，切成大约1cm厚的片状。锅内刷少许油，开中火，倒入番茄丁，翻炒出汁。在锅中加入清水，放入切好的冬瓜片。开大火将汤煮沸，然后转小火慢慢煮。当冬瓜煮至半透明或熟透时，根据个人口味加入适量的盐进行调味。

土豆泥

食材：土豆100g，盐、胡椒粉适量。

做法：选择新鲜土豆，削皮切块，蒸至软烂。将蒸好的土豆压成泥状。根据个人口味，加入盐、胡椒粉或其他调味料调味。

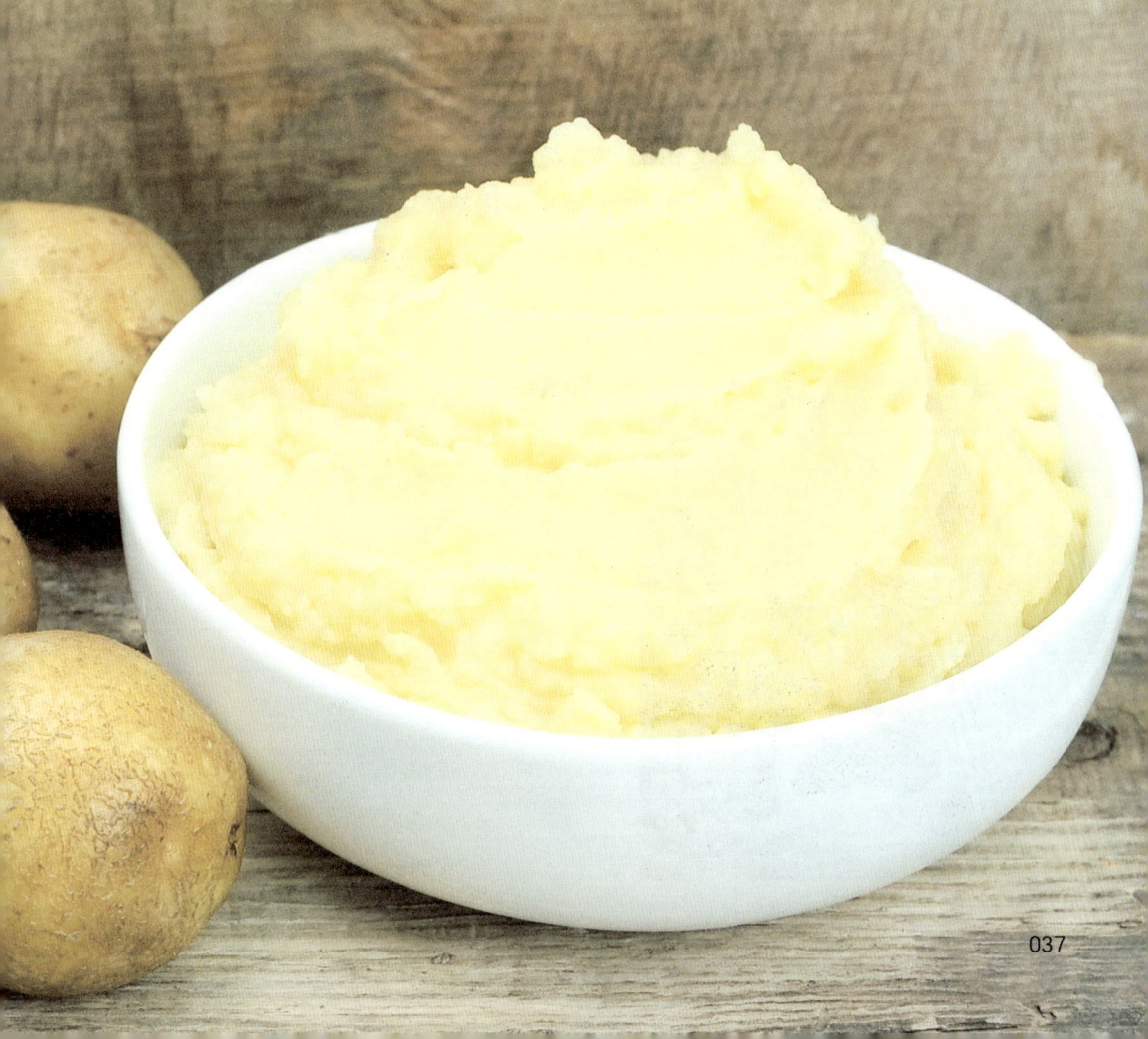

第三周第二天

营养与美味同行

早餐：黑芝麻富含不饱和脂肪酸、蛋白质、维生素E、钙、铁等，有助于滋润皮肤、增强免疫力、促进骨骼健康。豆浆则提供优质的植物蛋白，有助于降低胆固醇、调节内分泌。南瓜含有丰富的β-胡萝卜素，可在体内转化为维生素A，对视力有益。

午餐：米饭是主食，提供必要的碳水化合物以供给能量。玉米粒富含膳食纤维、维生素B群、矿物质等，有助于促进肠道蠕动、维护神经系统健康。卷心菜富含维生素C、维生素K、维生素U及膳食纤维，具有抗氧化、增强免疫力的功能。

晚餐：金枪鱼是优质的蛋白质来源，同时富含Omega-3脂肪酸，对心脑血管健康有益。鸡蛋提供了全面的蛋白质和B族维生素。苦苣、洋葱、紫甘蓝、紫叶生菜等蔬菜则提供了丰富的维生素、矿物质和膳食纤维，有助于促进消化、增强免疫力。

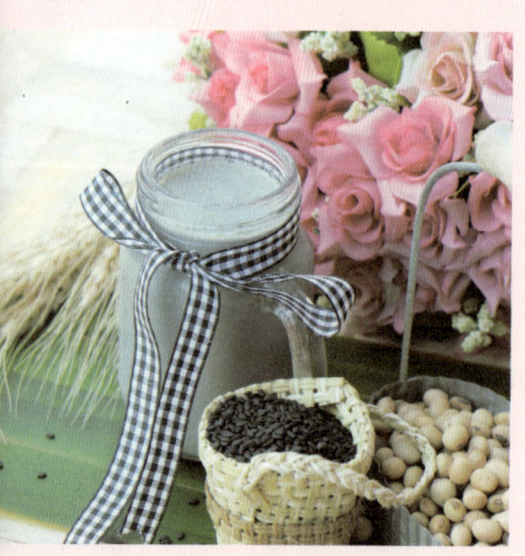

早餐 热量约154千卡

黑芝麻豆浆 ············· **100mL**

蒸南瓜

食材： 贝贝南瓜150g。

做法： 将贝贝南瓜清洗干净。将南瓜切块放入蒸锅中，用中火蒸，用筷子或刀尖能轻易插入南瓜中即可。

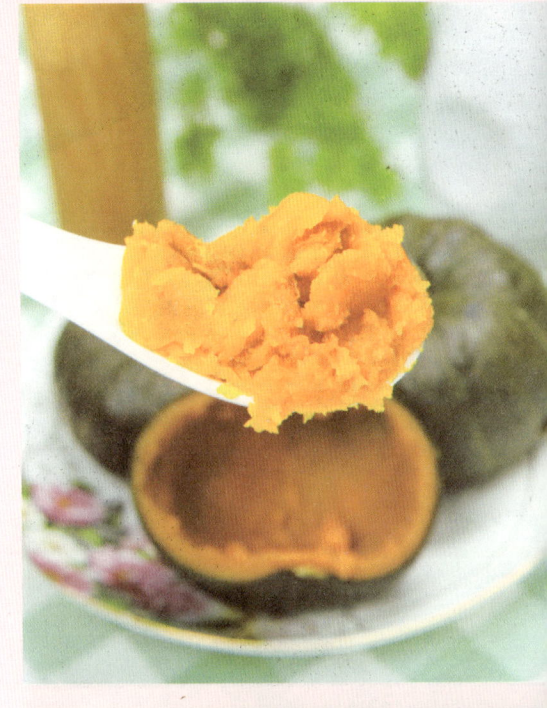

午餐 热量约140千卡

玉米粒炒饭

食材： 米饭100g提前煮好，放凉备用；玉米粒30g。

做法： 热锅，加入少许橄榄油。倒入米饭和玉米粒，翻炒至熟透。可以根据个人口味加入少许低盐酱油调味，炒匀即可。

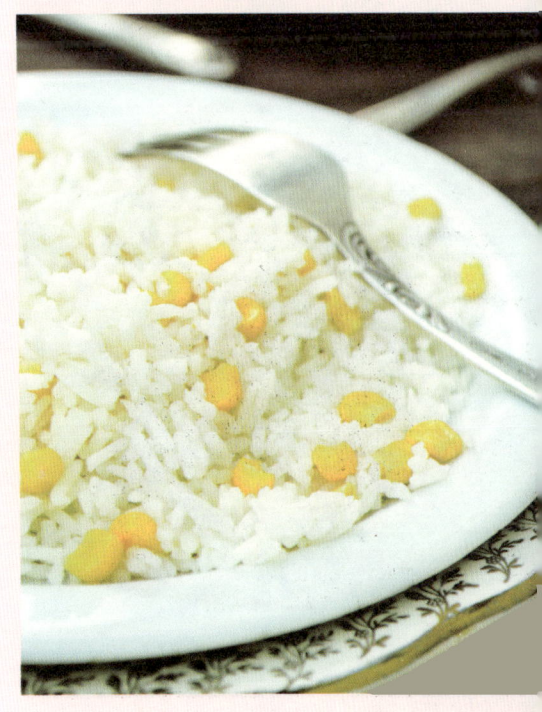

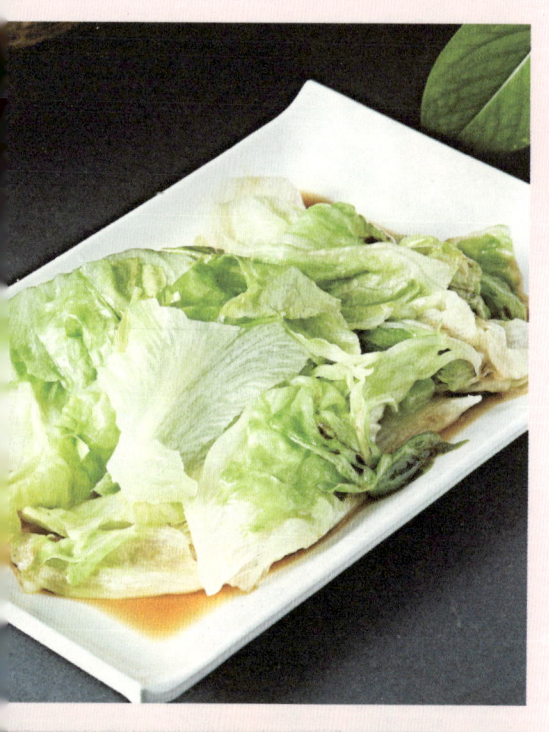

白灼卷心菜

食材： 卷心菜100g，盐、生抽、蚝油适量。

做法： 将卷心菜撕成块状，并清洗干净。烧开半锅水，加入适量的盐和油，然后将卷心菜放入开水中焯制1分钟左右，捞出后，沥干。准备浇汁。在小碗中放入生抽、蚝油、盐，再加入适量开水，然后倒入锅中加热2分钟后淋在卷心菜上即可。

晚餐 热量约192千卡

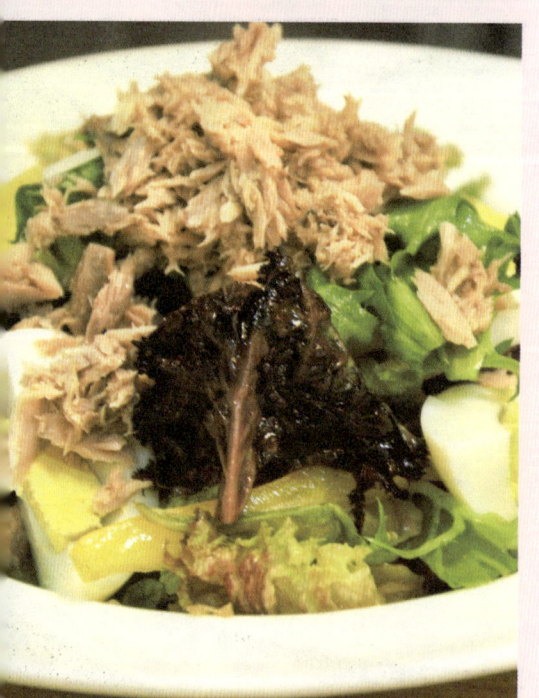

金枪鱼沙拉

食材： 鸡蛋1个，金枪鱼罐头50g，苦苣50g，洋葱30g，紫甘蓝50g，紫叶生菜50g，低脂沙拉酱15g。

做法： 将苦苣、紫甘蓝、紫叶生菜撕成小片，洋葱切成细丝。在大碗中放入切好的蔬菜、金枪鱼和熟鸡蛋块。淋上低脂沙拉酱，轻轻搅拌均匀即可。

第四周第一天

营养与美味同行

早餐：玉米含有丰富的膳食纤维，可以增强饱腹感并促进肠道蠕动。它还含有多种维生素和矿物质，如维生素B群、维生素C、钾等，为身体提供必要的营养支持。鸡蛋羹作为早餐的一部分，能提供高质量的蛋白质。

午餐：三文鱼是富含Omega-3脂肪酸的优质蛋白质来源。Omega-3脂肪酸对心脑血管健康有益，能够降低患心脏病风险。同时，三文鱼还含有丰富的维生素和矿物质，如维生素D、硒等。苦瓜具有清热解毒、降血糖的功效。

晚餐：海带含有丰富的碘元素，对于维护甲状腺功能至关重要。豆腐则是优质的植物蛋白来源，同时含有丰富的钙和镁等矿物质。橙子富含维生素C和多种抗氧化物质，有助于增强免疫力并促进皮肤健康。

早餐 热量约154千卡

玉米……………………100g

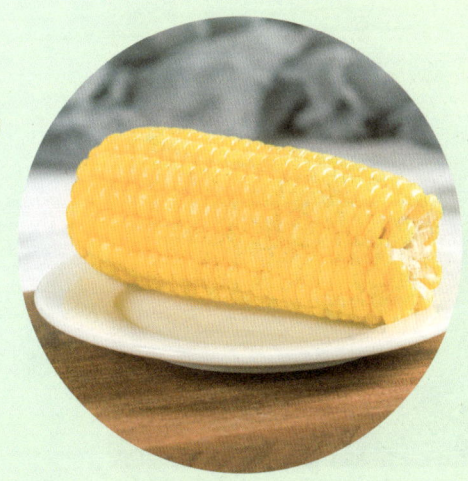

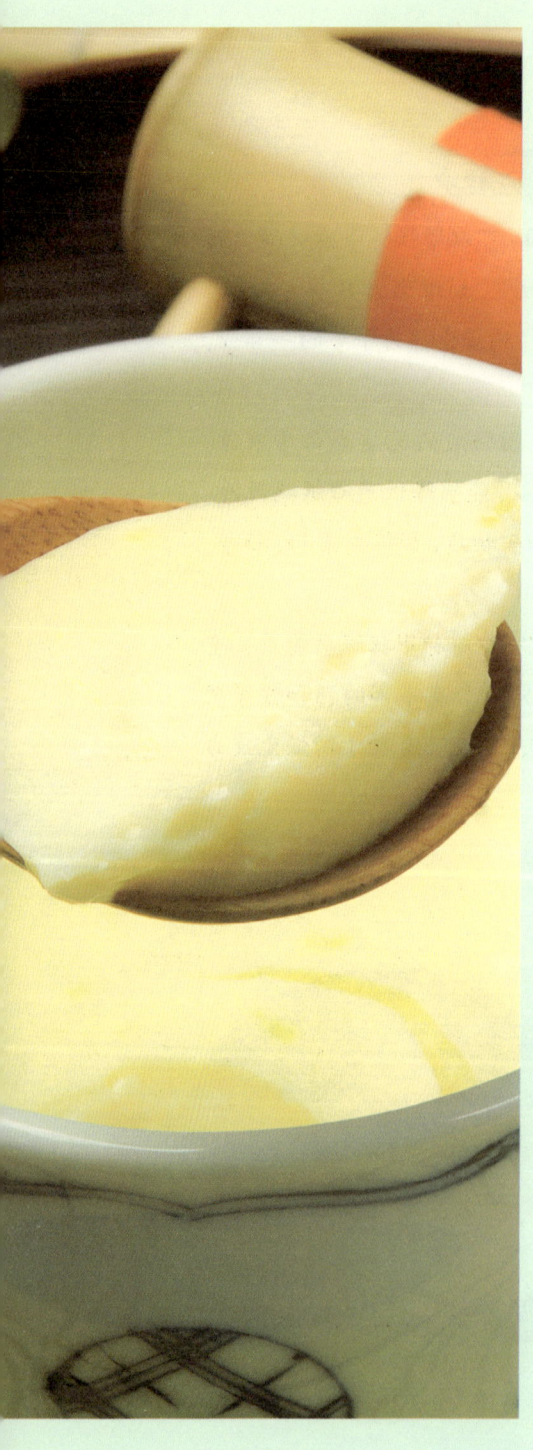

鸡蛋羹

食材：鸡蛋1个，盐适量，温水150mL。

做法：将鸡蛋打散在碗中，加入适量盐和温水，用筷子轻轻搅拌均匀，注意不要产生太多气泡。将蛋液倒入蒸碗中（如果想要更细腻，可以过筛倒入）。盖上蒸锅盖子，蒸10～15分钟，直到鸡蛋羹凝固且表面光滑即可。

午餐 热量约142千卡

香煎三文鱼

食材：三文鱼100g，柠檬、盐、黑胡椒少许。

做法：三文鱼洗净、擦干，撒上盐和黑胡椒腌制。不粘锅中火预热，放入三文鱼，每面煎2～3分钟至表面金黄。将柠檬汁挤在三文鱼上，出锅装盘。

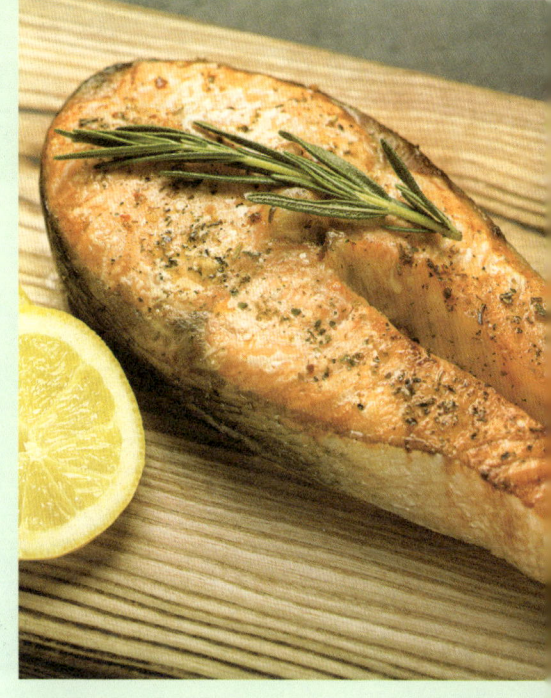

凉拌苦瓜

食材：苦瓜100g，盐少许，蒜瓣1～2瓣，生抽1小勺，醋少许。

做法：苦瓜洗净、去籽、切片。苦瓜片放入碗中，加盐拌匀，腌制5分钟，然后用水冲洗，沥干。蒜瓣切末，放入苦瓜中。加入生抽和醋，拌匀即可。

注意：苦瓜的苦味主要来自其内部的白色瓤，如不喜欢太苦，可将其刮除干净。

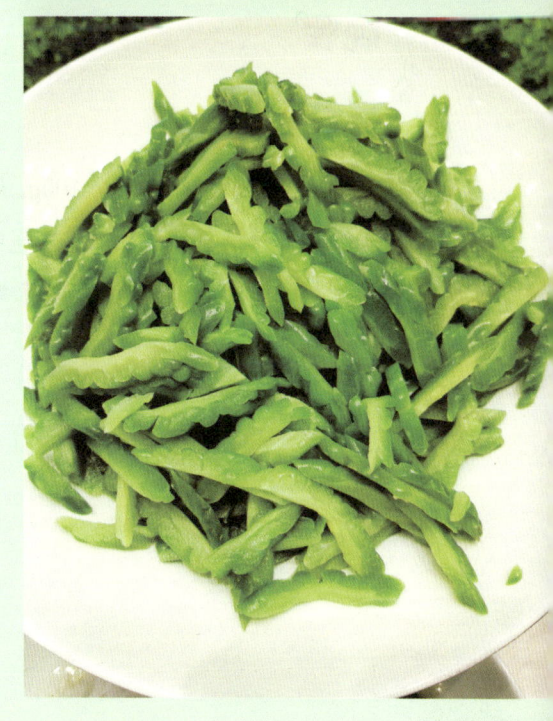

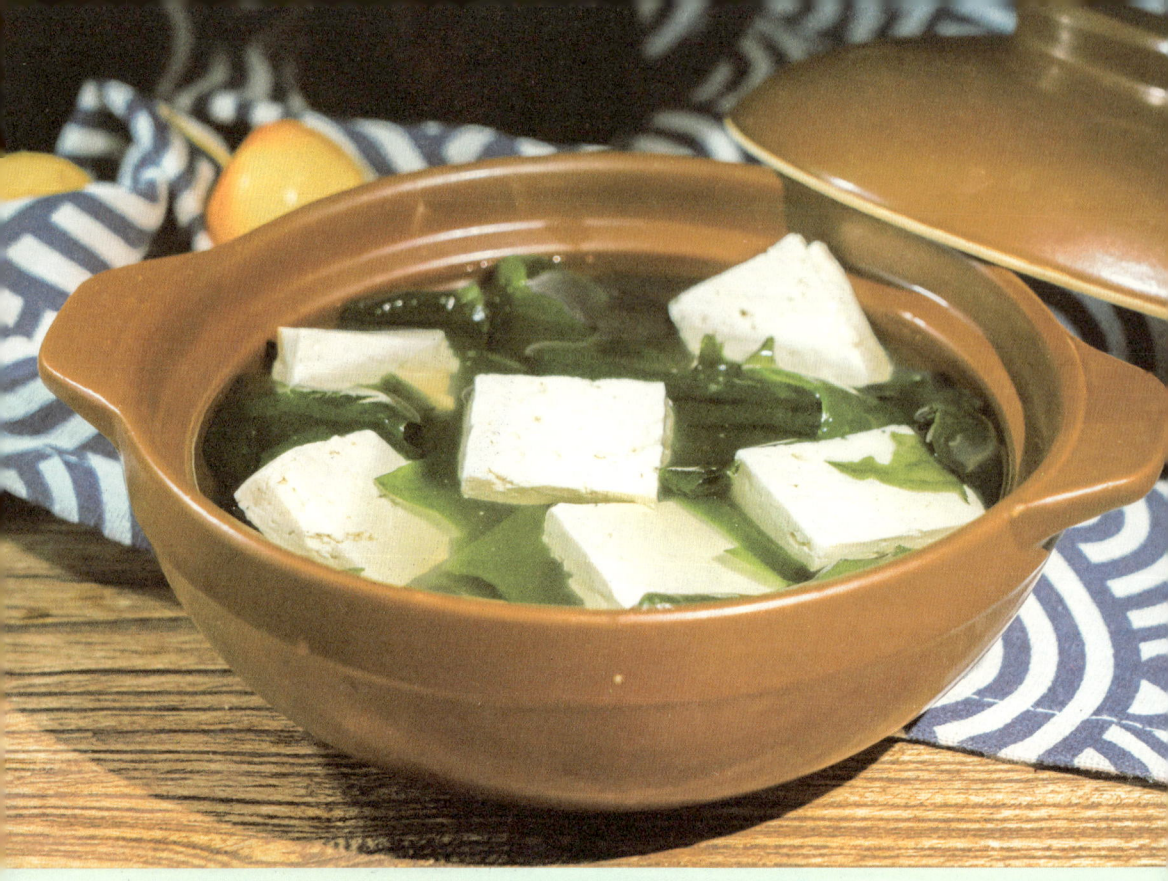

晚餐 热量约190千卡

海带豆腐汤

食材： 鲜海带100g，豆腐100g，盐适量，水500mL。

做法： 海带提前浸泡变软，洗净后切段，豆腐切小块。锅中加水烧开，放入海带煮5分钟，加入豆腐，继续煮5分钟。加盐调味，煮沸后即可出锅。

橙子……………………… 150g

第四周第二天

营养与美味同行

早餐：酸奶是优质的蛋白质和钙的来源，同时含有益生菌，有助于维护肠道菌群平衡，促进消化。香蕉富含钾和维生素B_6，能快速提供能量。

午餐：作为主食，米饭提供了必要的碳水化合物，为身体提供能量。虾仁是高蛋白、低脂肪的食物，富含优质蛋白质和多种微量元素。西兰花富含维生素C、叶酸和膳食纤维，有助于增强免疫力和促进消化。

晚餐：油麦菜富含维生素、矿物质和膳食纤维，有助于促进肠道蠕动，维护肠道健康。豆腐是优质的植物蛋白来源，同时含有丰富的钙和镁等矿物质。

早餐 热量约145千卡

低脂酸奶	200g	半个香蕉	50g

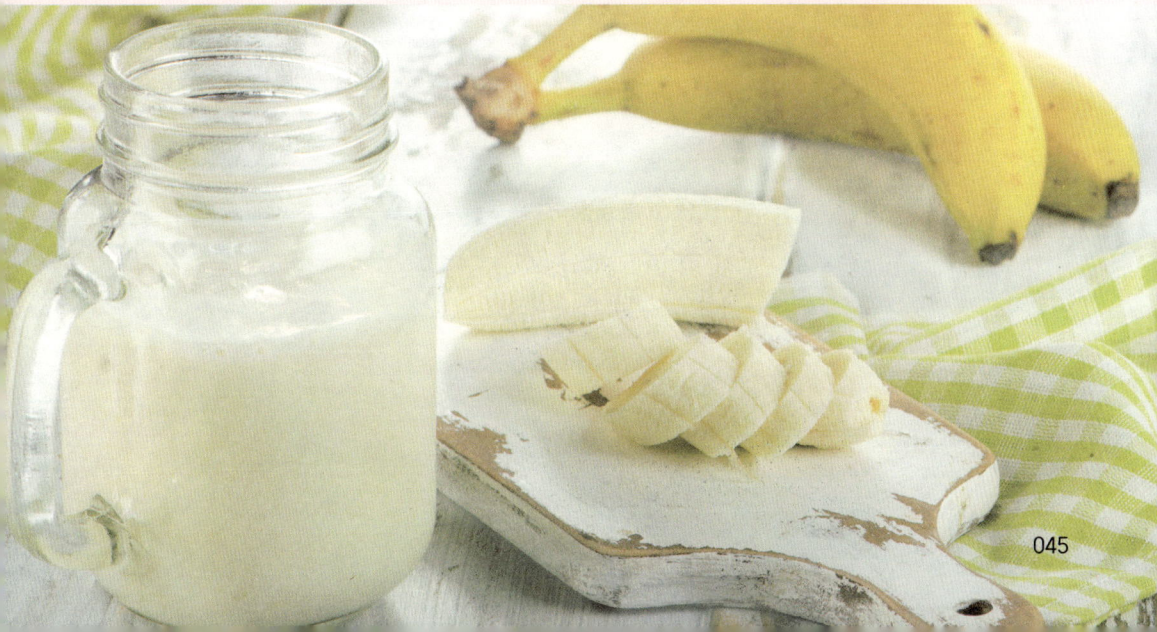

午餐 热量约197千卡

米饭……………………… 60g

虾仁炒西兰花

食材：西兰花100g，虾仁50g，蒜瓣2颗，橄榄油5mL，盐适量。

做法：将西兰花切成小朵，洗净备用。虾仁洗净，沥干水分备用。蒜瓣切片备用。炒锅烧热，加入少许橄榄油。放入蒜片炒香，然后加入虾仁翻炒至变色。接着加入小朵西兰花，翻炒至断生。加入适量盐调味，翻炒均匀后关火。

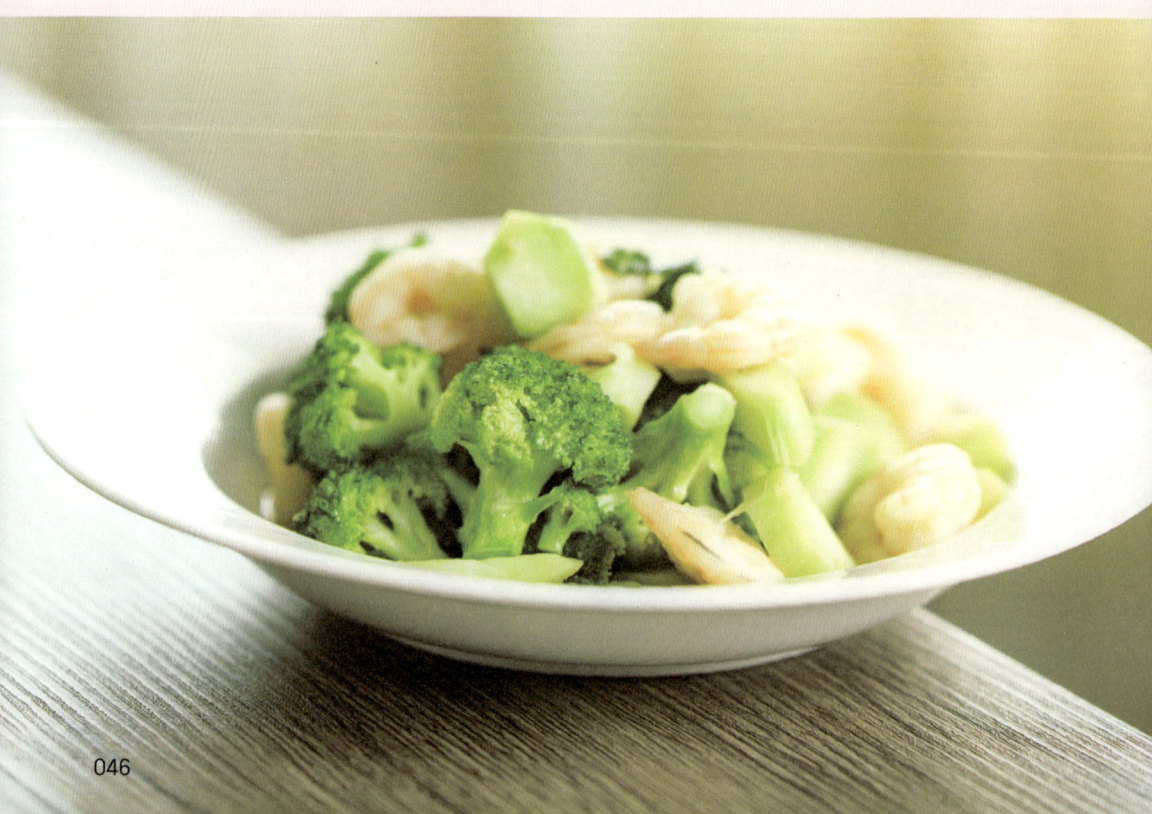

晚餐 热量约155千卡

清炒油麦菜

食材：油麦菜100g，橄榄油5mL，盐适量。

做法：将油麦菜洗净，沥干水分，去除硬梗，切成适口的段状。锅预热至中火，倒入约5mL橄榄油。当油微热时，放入切好的油麦菜。快速翻炒并在翻炒过程中，根据个人口味撒入适量的盐，继续翻炒均匀，炒至断生。

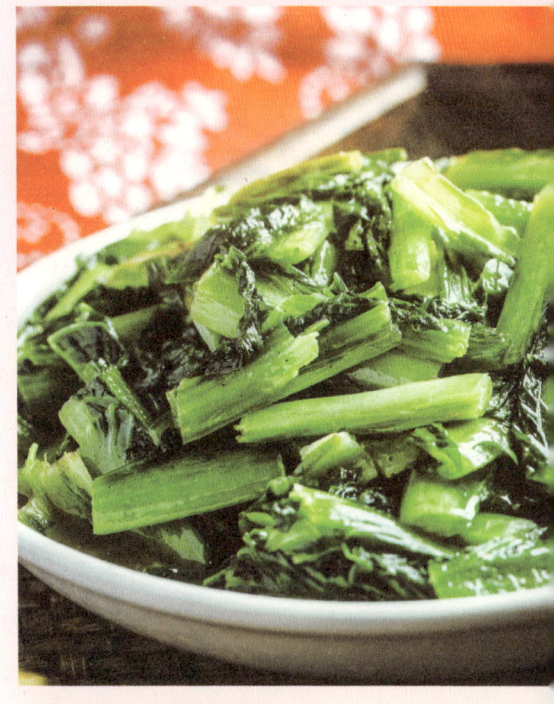

香煎豆腐

食材：豆腐50g，橄榄油5mL，盐适量。

做法：将豆腐切成小块，用平底锅加少许橄榄油轻煎至两面金黄，加盐调味。

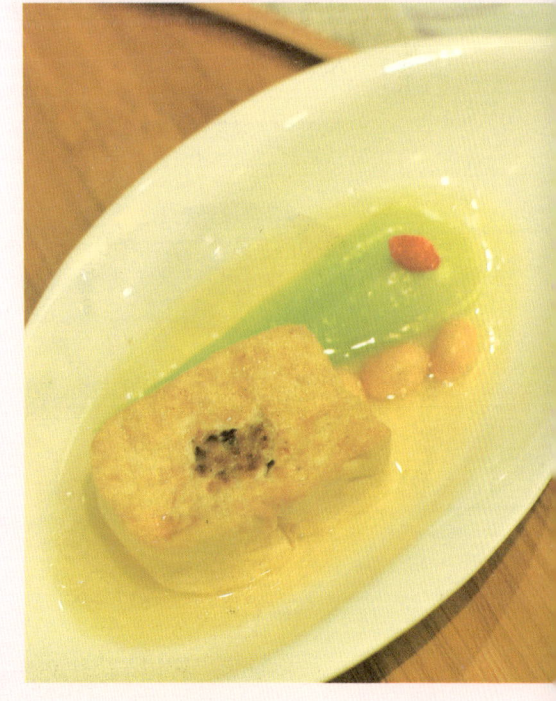

第五周第一天

营养与美味同行

早餐：椰子水是一种天然的清凉饮品，含有丰富的电解质，如钾和钠，可以帮助身体维持水分平衡。菠萝富含维生素C、锰和多种酵素，尤其是菠萝蛋白酶，这种酵素有助于消化和抗炎。

午餐：带鱼是优质的蛋白质来源，同时富含不饱和脂肪酸，尤其是DHA和EPA，对心脑血管健康非常有益。四季豆富含膳食纤维、维生素和矿物质，尤其是维生素K和维生素C，以及钾和铁。

晚餐：玉米粥主要由玉米面制成，富含膳食纤维和B族维生素。茄子含有丰富的膳食纤维、钾和维生素C；茄子皮中的花青素还是一种强力的抗氧化剂。猕猴桃是维生素C的极佳来源，同时还含有钾、膳食纤维和抗氧化物质，对增强免疫力和维护健康大有帮助。

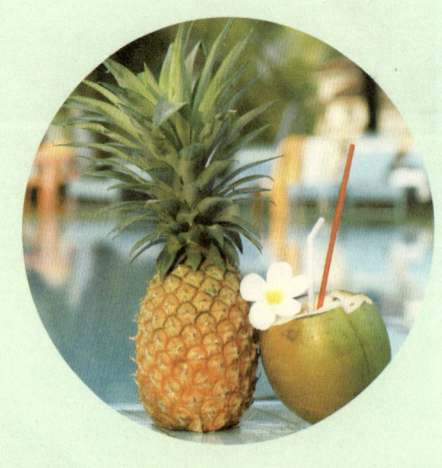

早餐 热量约130千卡

椰子水·················· 240mL
菠萝····················· 120g

午餐 热量约175千卡

清蒸带鱼

食材：带鱼125g，姜片、青葱、盐少许，料酒1小勺。

做法：带鱼洗净，两面撒上少许盐，淋上料酒，腌制5分钟。蒸锅中加入足量水，提前烧开。在蒸盘上铺一层姜片，将腌制好的带鱼段平铺在上面。将蒸盘放入蒸锅中，盖上蒸锅盖子，蒸8~10分钟，蒸好后取出，撒上切好的葱丝作为装饰。

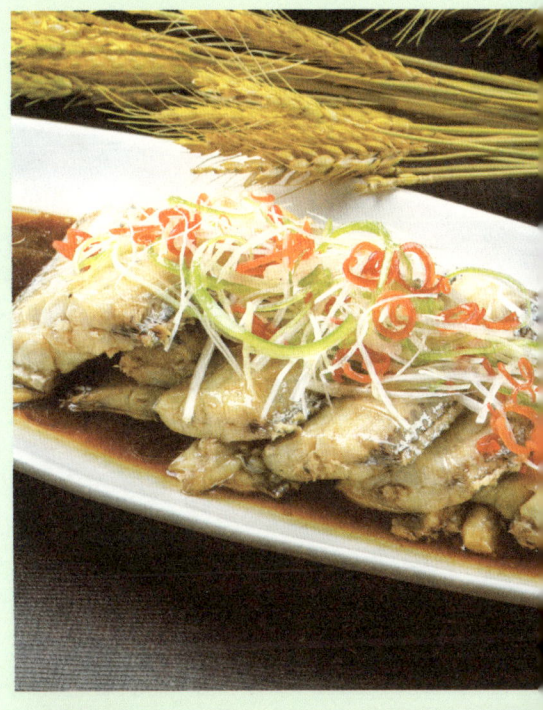

清炒四季豆

食材：四季豆100g，蒜瓣2瓣（切片），盐少许。

做法：四季豆洗净、去头尾、切段。平底锅预热，喷入少量橄榄油，放入蒜片，翻炒至微金黄色，放入四季豆翻炒。撒盐，继续炒至熟透即可。

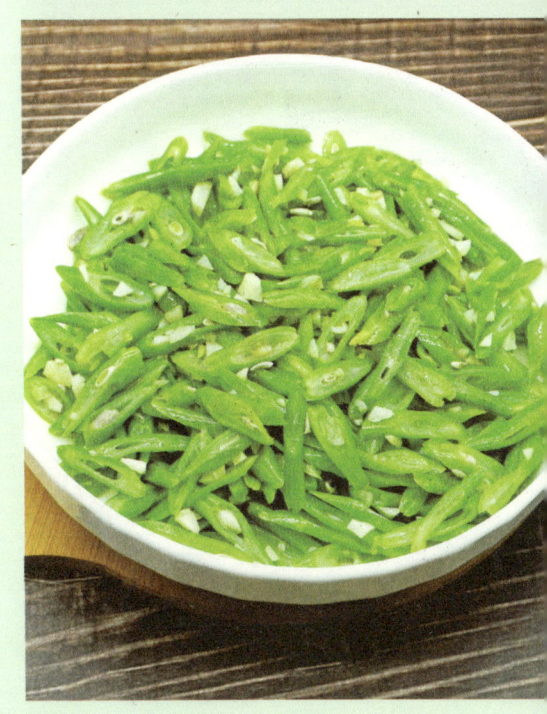

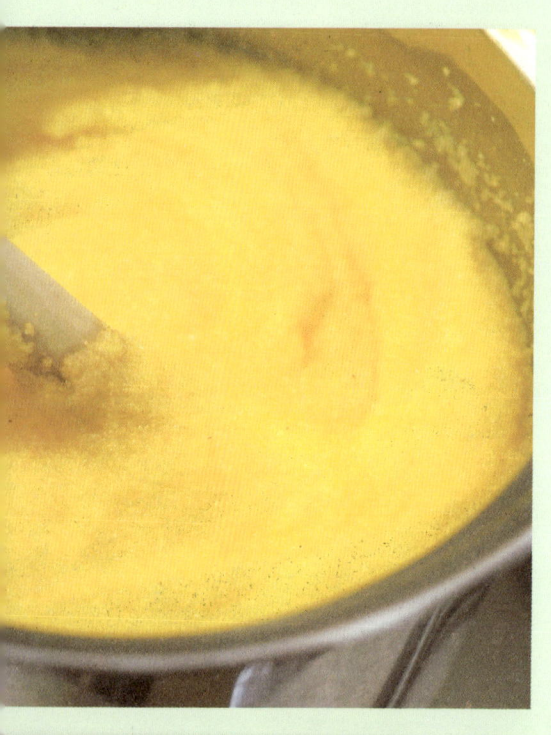

晚餐 热量约190千卡

玉米粥

食材：玉米面 40g，清水 300mL。

做法：锅中烧水，水开后转小火。慢慢撒入玉米面，同时搅拌防止结块。持续搅拌至粥细腻，煮沸即可。

烤茄子

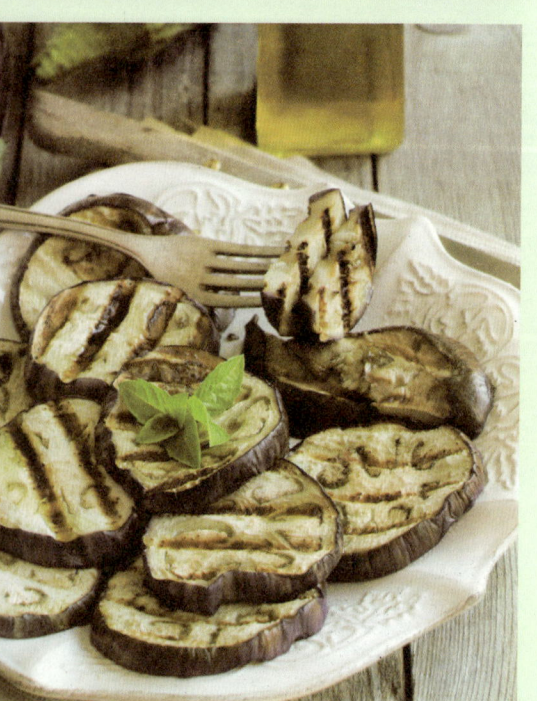

食材：茄子 100g，盐、黑胡椒、橄榄油少许。

做法：茄子洗净、去蒂、切片。烤箱预热至200℃。茄子片放在烤盘上，撒少许盐和黑胡椒。烤15～20分钟，至茄子变软。

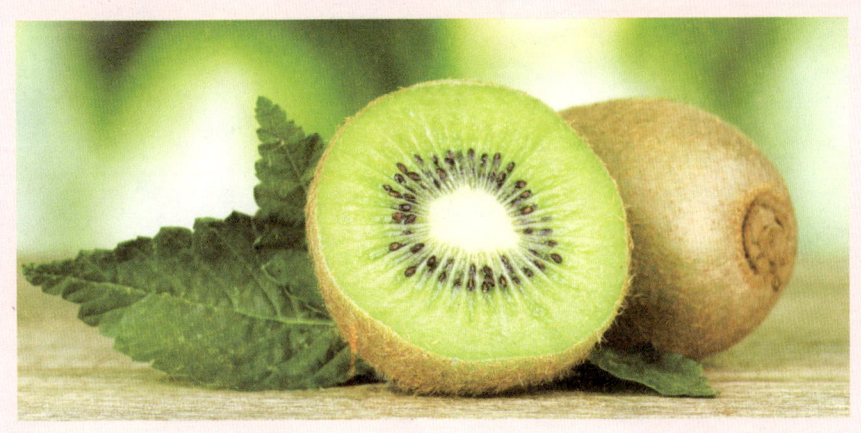

猕猴桃·················· **60g**

第五周第二天

营养与美味同行

　　早餐：酸奶是优质的蛋白质和钙的来源，同时含有益生菌，有助于肠道健康。蓝莓和草莓富含维生素C、膳食纤维和抗氧化物质，有助于提高免疫力和促进消化。麦片提供了膳食纤维和B族维生素，有助于稳定血糖和提供能量。

　　午餐：牛排是优质蛋白质和铁的良好来源，同时富含锌、磷等矿物质。生菜富含维生素、矿物质和膳食纤维，有助于促进肠道蠕动和排毒。

　　晚餐：大米提供了碳水化合物和B族维生素，为身体提供能量。小白菜和胡萝卜富含维生素、矿物质和膳食纤维，有助于增强免疫力和促进消化。

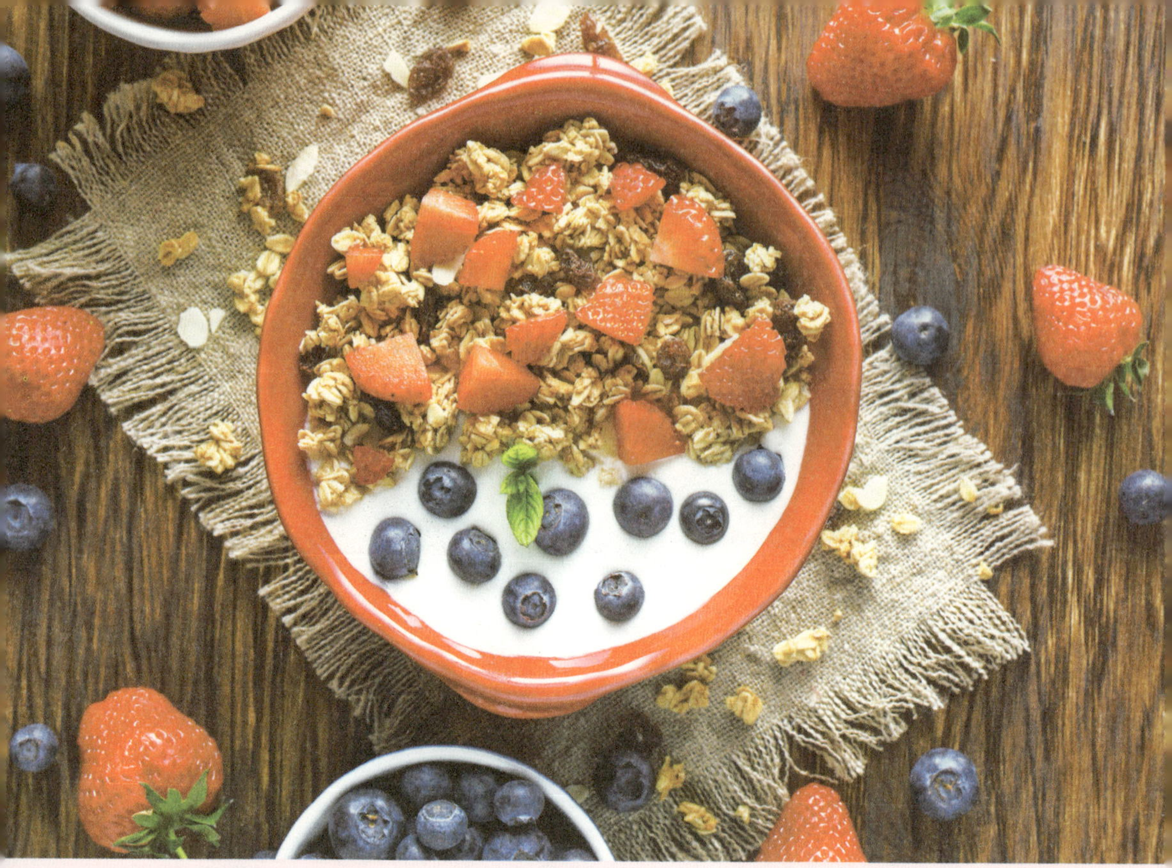

早餐 热量约175千卡

酸奶水果

食材：低脂酸奶100g，蓝莓30g，草莓30g，麦片10g。

水煮蛋··················· 1个

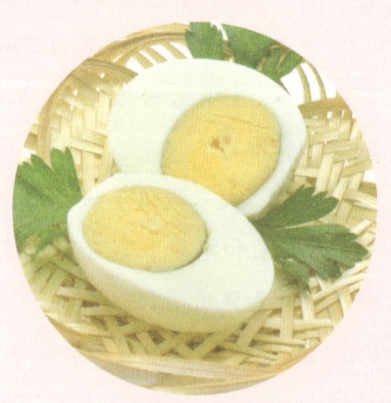

午餐 热量约190千卡

香煎柠檬牛排

食材：牛排 100g，新鲜柠檬 1 个，橄榄油 5mL，盐、黑胡椒粉适量。

做法：牛排室温静置。牛排两面撒盐和黑胡椒粉腌制。平底锅烧热，将牛排每面煎 2～3 分钟至喜欢的熟度。加入柠檬片稍微煎一下。牛排静置几分钟后装盘，淋上柠檬汁。

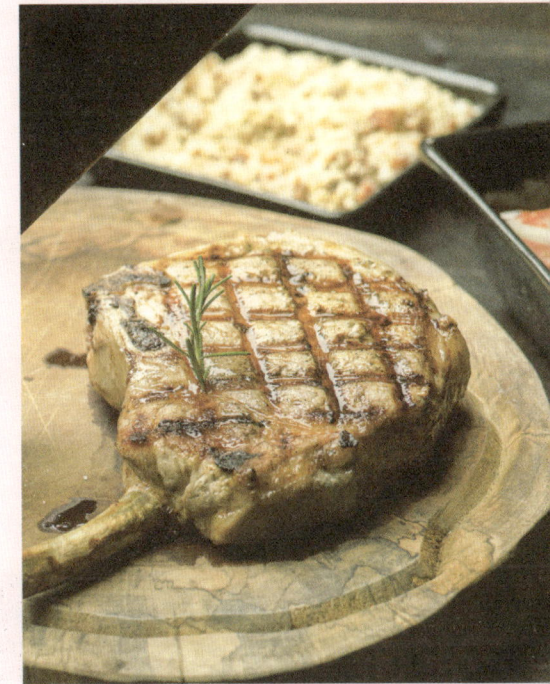

生菜沙拉

食材：生菜 300g，柠檬汁和醋。

做法：生菜切段，淋上柠檬汁和醋调味。

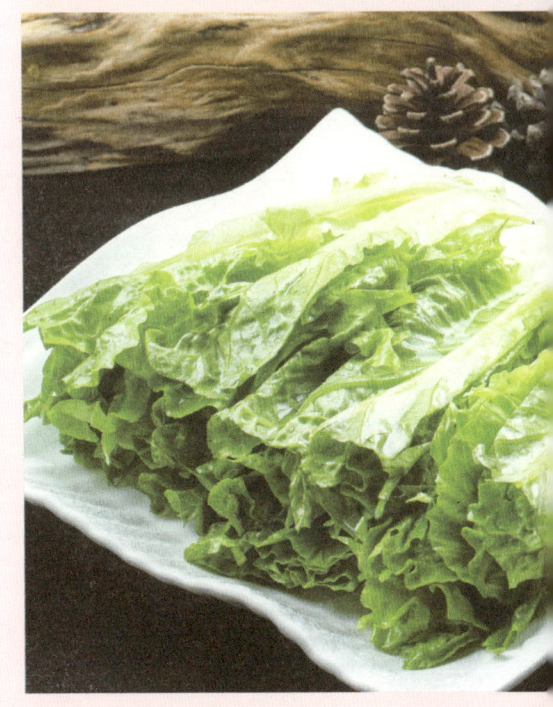

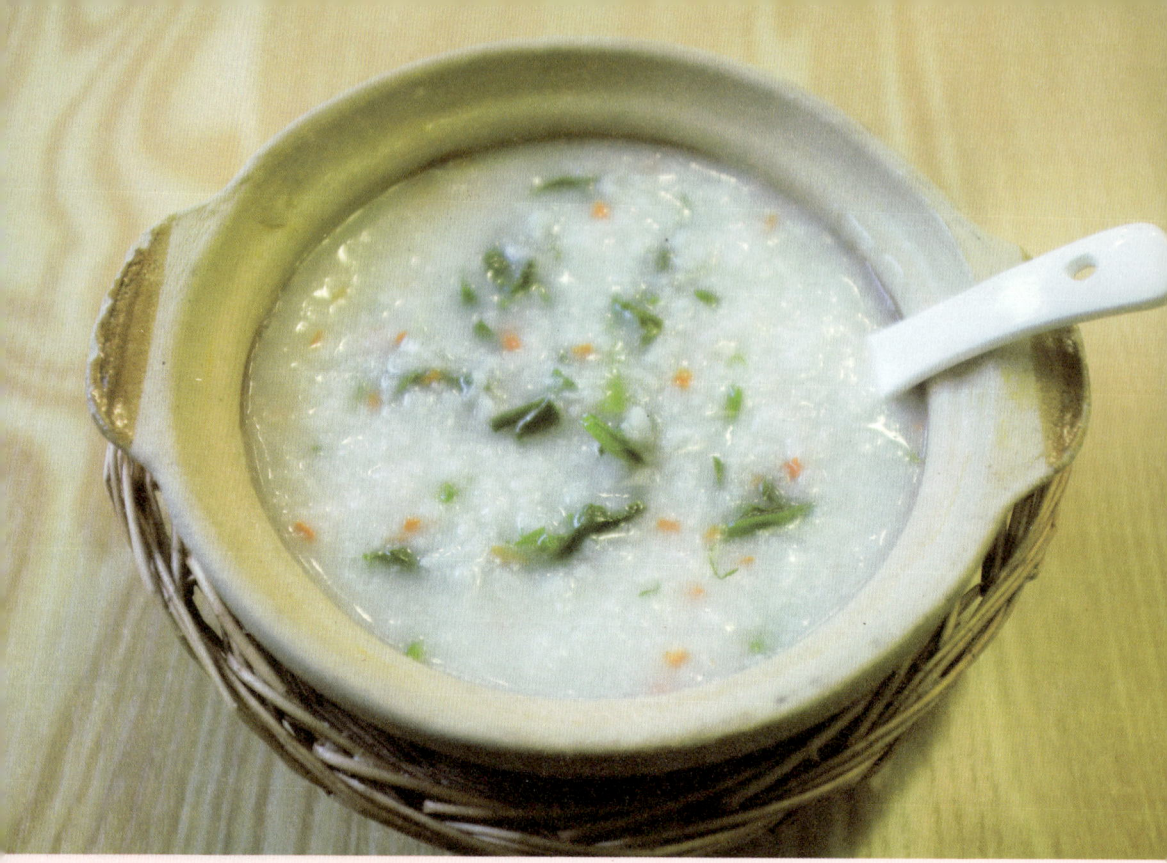

晚餐 热量约130千卡

蔬菜粥

食材：大米 30g，小白菜 80g，胡萝卜 50g，盐适量、清水适量。

做法：锅中加入适量清水，大火烧开。加入浸泡好的大米，转小火慢慢熬煮。当大米开始变软时，加入切好的胡萝卜丁，继续小火煮。煮至胡萝卜变软后，加入切碎的小白菜，搅拌均匀。

男性食谱

第一周第一天

营养与美味同行

早餐:全麦面包由全麦粉制成,保留了麸皮和胚芽,因此比白面包更具营养价值。全麦面包富含膳食纤维,有助于增加饱腹感、促进肠道蠕动。酸奶是优质的蛋白质和钙的来源,同时含有益生菌和乳酸菌,有助于维护肠道菌群平衡、提高免疫力。低脂酸奶减少了脂肪的摄入,更适合轻断食的日常饮食。

午餐:三文鱼富含优质蛋白质、不饱和脂肪酸特别是Omega-3脂肪酸,对心脑血管健康非常有益。洋葱、苦苣和小番茄提供了丰富的维生素和矿物质

晚餐:红薯富含膳食纤维、维生素和矿物质,尤其是钾和β-胡萝卜素。膳食纤维有助于促进肠道蠕动、预防便秘。大米提供了碳水化合物和B族维生素,为身体提供能量。

早餐 热量约185千卡

全麦面包·················· 2片
低脂酸奶·················· 100mL

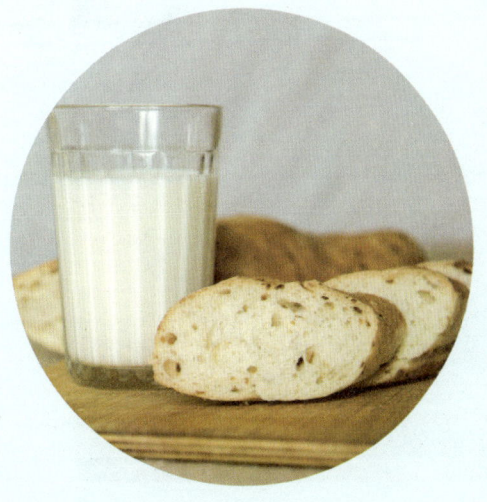

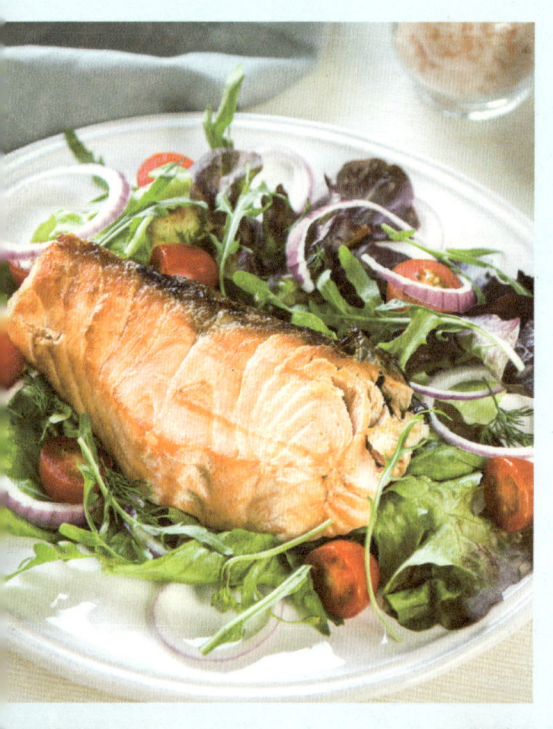

午餐 热量约200千卡

三文鱼沙拉

食材：三文鱼100g，洋葱30g，苦苣30g，小番茄50g，橄榄油5mL，柠檬汁5mL。

做法：三文鱼用盐和黑胡椒腌制5分钟。用橄榄油煎三文鱼至两面金黄，每面约3～4分钟，然后放凉。洗净切好蔬菜，放入大碗。将撕小块放凉的三文鱼加入蔬菜中。淋上橄榄油和柠檬汁拌匀。

晚餐 热量约165千卡

红薯粥

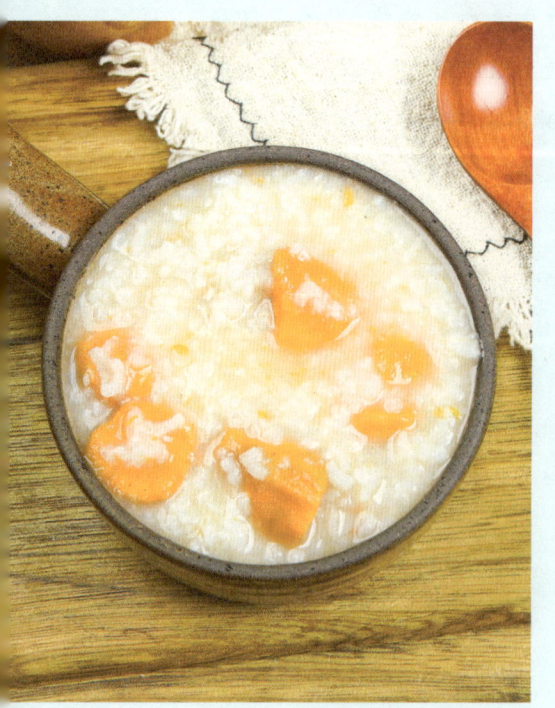

食材：红薯100g，大米30g。

做法：红薯去皮，切成小块备用。大米提前洗净，浸泡30分钟。在锅中加入足够的水，烧开。加入浸泡好的大米，用中小火煮。当大米开始变软时，加入红薯块。继续煮至红薯和大米都熟透，粥的稠度适中。

> 第一周第二天

营养与美味同行

早餐：全麦面包富含膳食纤维和B族维生素，有助于稳定血糖，提供持久的能量。生菜富含维生素和矿物质，特别是维生素A、维生素C和维生素K，以及钾和叶酸。番茄含有丰富的番茄红素，这是一种强大的抗氧化剂，能够帮助身体抵御自由基的损害。

午餐：鸡腿肉富含蛋白质，有助于维持身体的肌肉和组织健康。

晚餐：南瓜富含维生素A和维生素C，对视力保护和免疫系统的提升都有帮助。核桃富含不饱和脂肪酸、蛋白质和纤维。低脂酸奶是蛋白质和钙的优质来源，同时含有益生菌，有助于维护肠道健康。

早餐 热量约180千卡

烤蔬菜三明治

食材： 全麦面包两薄片，生菜80g，番茄50g，火腿25g。

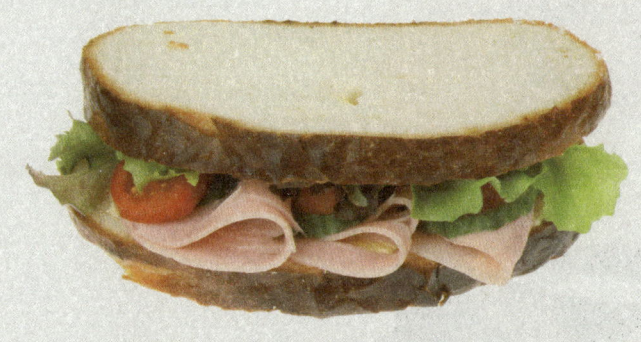

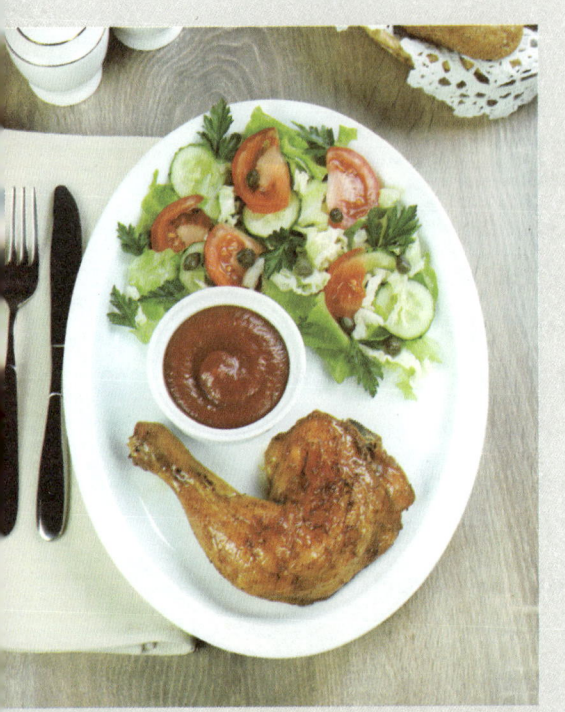

午餐 热量约200千卡

烤鸡腿肉搭配生菜沙拉

食材：鸡腿肉100g，生菜100g，小番茄50g，黄瓜50g，番茄酱适量。

做法：鸡腿肉洗净后，用盐、黑胡椒粉腌制几分钟。将腌制好的鸡腿肉放入预热至200℃的烤箱中，烤约15～20分钟至熟透。生菜洗净，小番茄对半切开，黄瓜切片。将烤好的鸡腿肉与生菜沙拉一同摆盘即可。

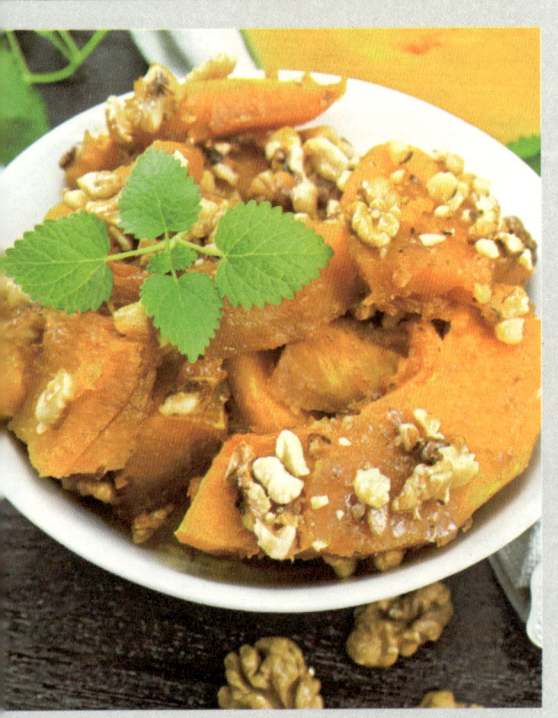

晚餐 热量约200千卡

蒸南瓜配坚果

食材：南瓜400g，核桃10g。

做法：南瓜去皮切块，上锅蒸熟。将核桃撒在蒸熟的南瓜上即可。

低脂酸奶·················· 100mL

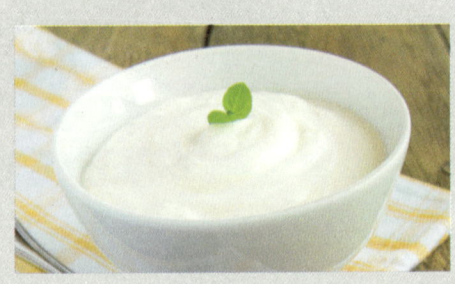

第二周第一天

营养与美味同行

早餐：豆浆是植物蛋白的优质来源，且含有多种维生素和矿物质，如钙、铁等，且易于消化吸收。全麦面所含的膳食纤维有助于增加饱腹感，维持肠道健康。

午餐：全麦意面作为主食，能提供稳定的碳水化合物，为身体提供能量。全麦意面还富含膳食纤维，有助于维持肠道健康。鸡胸肉是低脂肪、高蛋白的肉类选择，有助于维持肌肉健康，同时提供必需的氨基酸。番茄富含番茄红素，是一种强力的抗氧化剂，有助于保护细胞免受自由基的损害。同时，它还含有丰富的维生素C和钾。

晚餐：紫菜富含碘、钙、铁等多种矿物质，以及多种维生素。鸡蛋提供了优质蛋白质和必需的脂肪酸。芒果富含维生素C、维生素A和多种矿物质，以及抗氧化物质。它不仅美味，还有助于增强免疫力。

早餐 热量约170千卡

豆浆……………………… 250mL
全麦面包………………… 1片

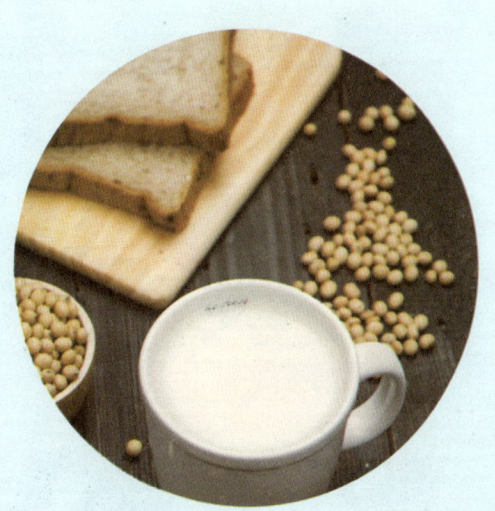

午餐 热量约260千卡

番茄鸡肉意面

食材: 全麦意面 50g,鸡胸肉 50g,番茄 100g,橄榄油 5mL,大蒜、盐、黑胡椒适量。

做法: 鸡胸肉切成小块,用盐和黑胡椒腌制片刻。番茄切小块,大蒜切碎。在锅中加水,加入全麦意面煮至八分熟,捞出沥干水分。在平底锅中加入橄榄油,大蒜碎炒香,然后加入鸡胸肉块煎至两面金黄。加入番茄块翻炒,加入适量的水,鸡肉煮至熟透。加入煮好的意面,加盐调味,翻炒均匀即可。

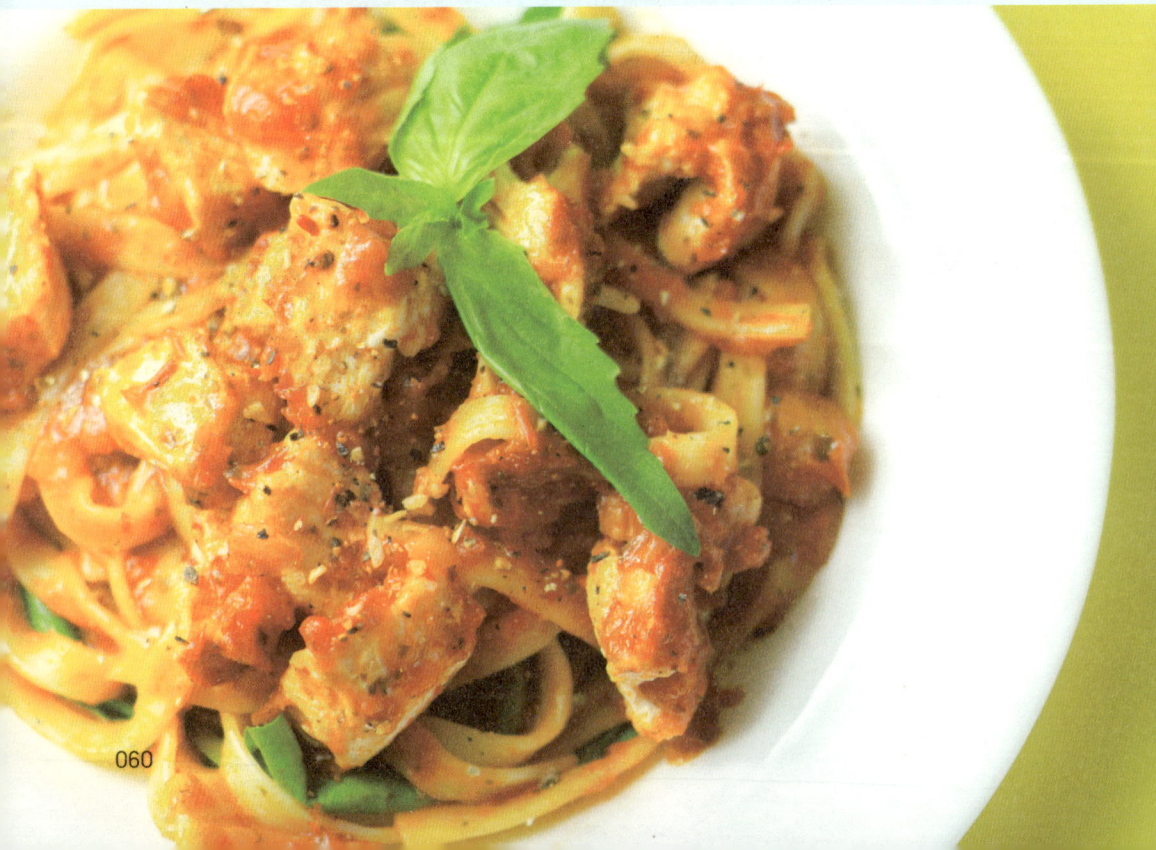

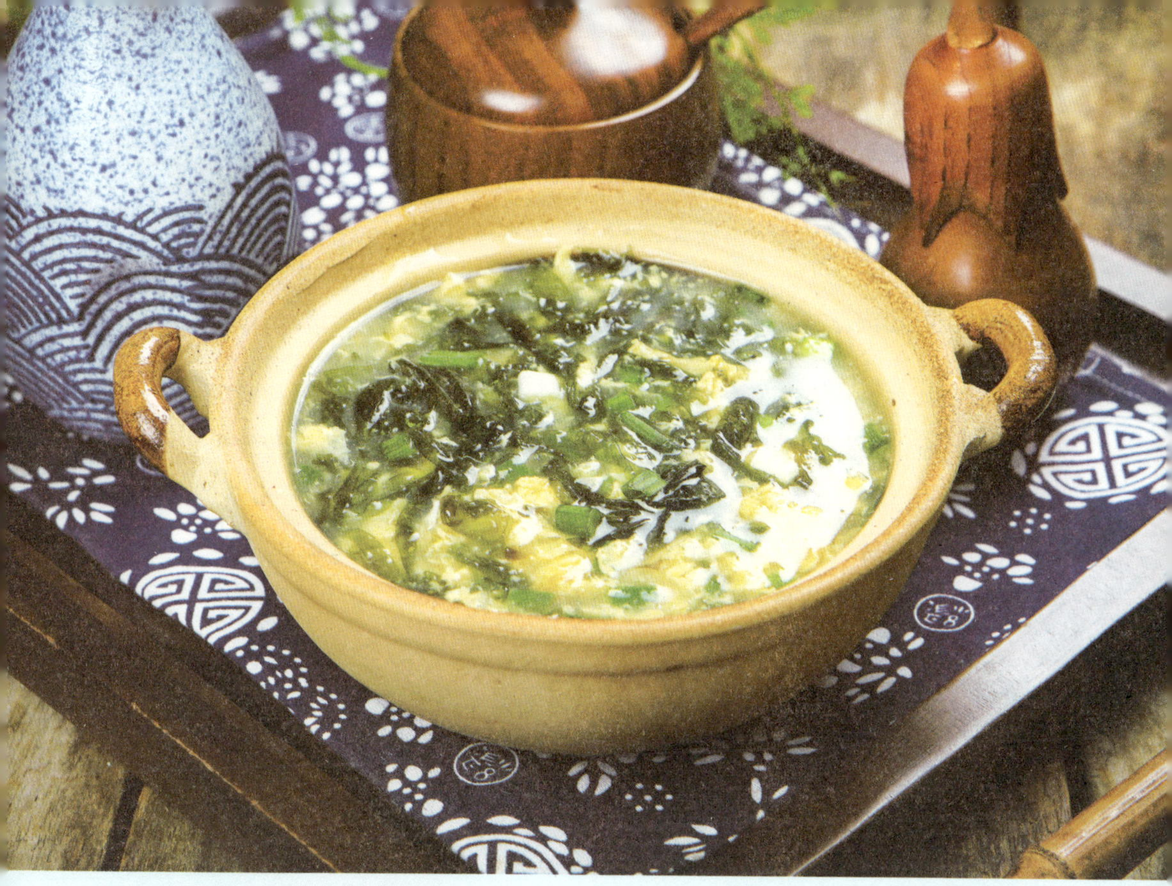

晚餐 热量约150千卡

紫菜蛋花汤

食材：紫菜10g，鸡蛋1个。

做法：将鸡蛋打入碗中，搅拌均匀。锅中加入适量清水，大火烧开。水开后，将紫菜撕成小块放入锅中。水再次沸腾时，慢慢淋入搅拌好的蛋液，同时用筷子在锅中轻轻搅动，形成蛋花。加入少许盐调味（为了控制热量，避免使用过多调料）。

芒果·····················150g

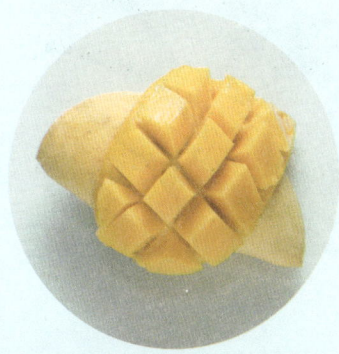

> 第二周第二天

营养与美味同行

早餐：麦片富含膳食纤维，有助于增加饱腹感，并维持肠道健康。香蕉是快速提供能量的好选择，同时含有丰富的钾和维生素B_6，对心脏健康和神经系统功能至关重要。杏仁富含蛋白质、健康脂肪、纤维以及多种维生素和矿物质，特别是维生素E，有很好的抗氧化作用。牛奶是蛋白质和钙的优质来源，对于骨骼健康和免疫系统都非常重要。

午餐：紫甘蓝、胡萝卜、娃娃菜等蔬菜富含多种维生素和矿物质，特别是紫甘蓝，它含有丰富的花青素，具有抗氧化作用。鳕鱼是优质蛋白质的来源，含有丰富的Omega-3脂肪酸，对心脑血管健康有益。

晚餐：韭菜富含维生素和矿物质，尤其是维生素K、维生素C和铁。菜花含有丰富的膳食纤维和维生素C，有助于增强免疫力。樱桃富含抗氧化物质和维生素C，也是钾和纤维的良好来源。

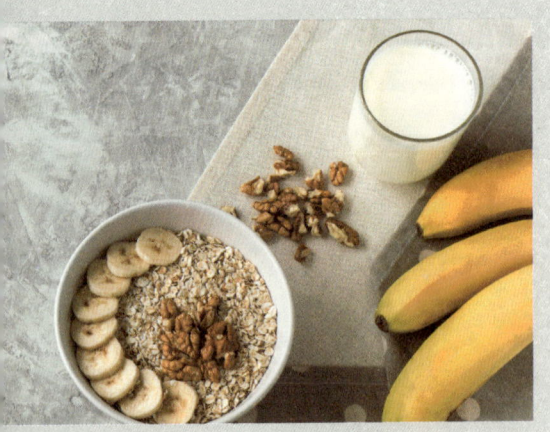

早餐 热量约180千卡

香蕉坚果麦片

食材：无糖麦片30g，香蕉50g，杏仁片10g，低脂牛奶约100mL。

做法：将无糖麦片放入碗中。香蕉切片，放在麦片上方。撒上核桃即可。

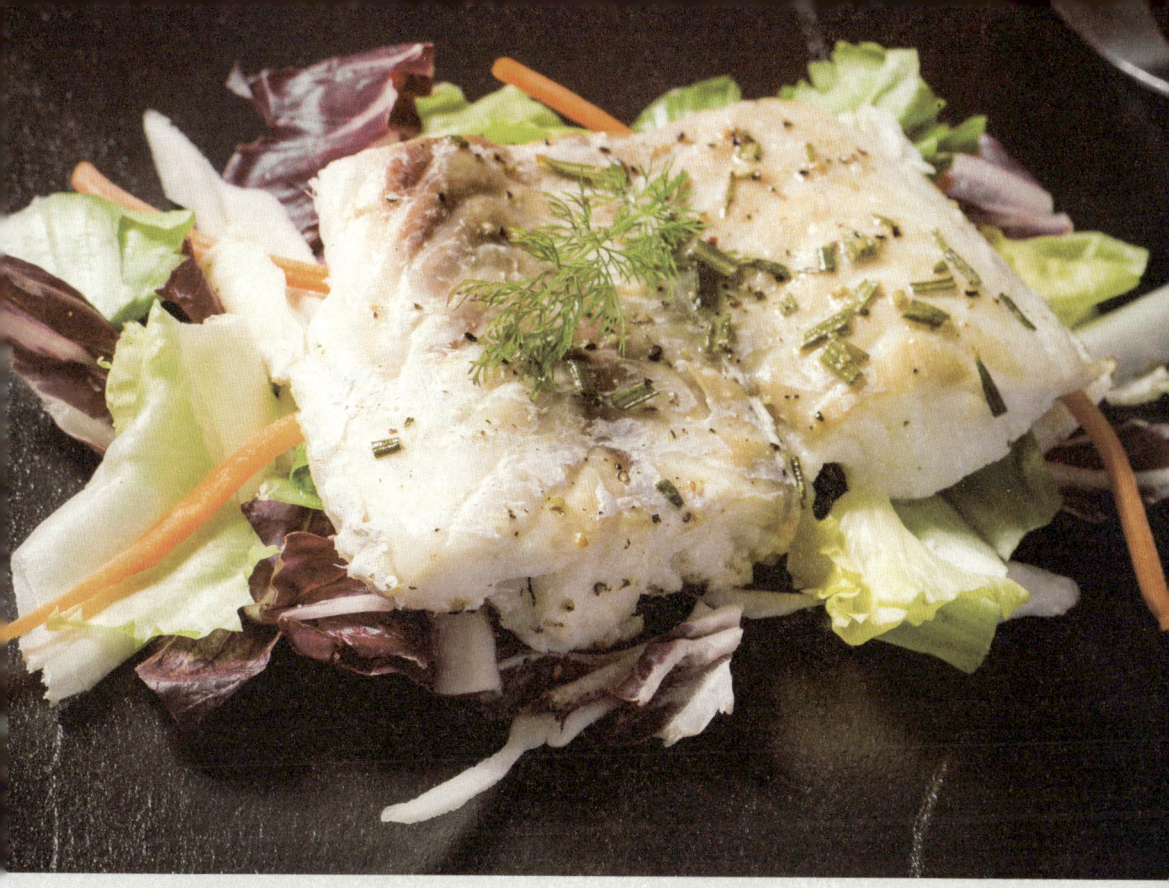

午餐 热量约200千卡

紫甘蓝沙拉配烤鳕鱼

食材： 鳕鱼块 100g，紫甘蓝 50g，胡萝卜 50g，娃娃菜 100g，橄榄油 5mL，柠檬汁 10mL，盐和黑胡椒适量。

做法： 紫甘蓝、胡萝卜洗净切丝，娃娃菜切片。在碗中加入橄榄油、柠檬汁、盐和黑胡椒，制成沙拉酱。将菜放入碗中，用沙拉酱拌匀。鳕鱼块用盐和黑胡椒腌制片刻，放入烤箱中，将烤好的鳕鱼块放在沙拉上。

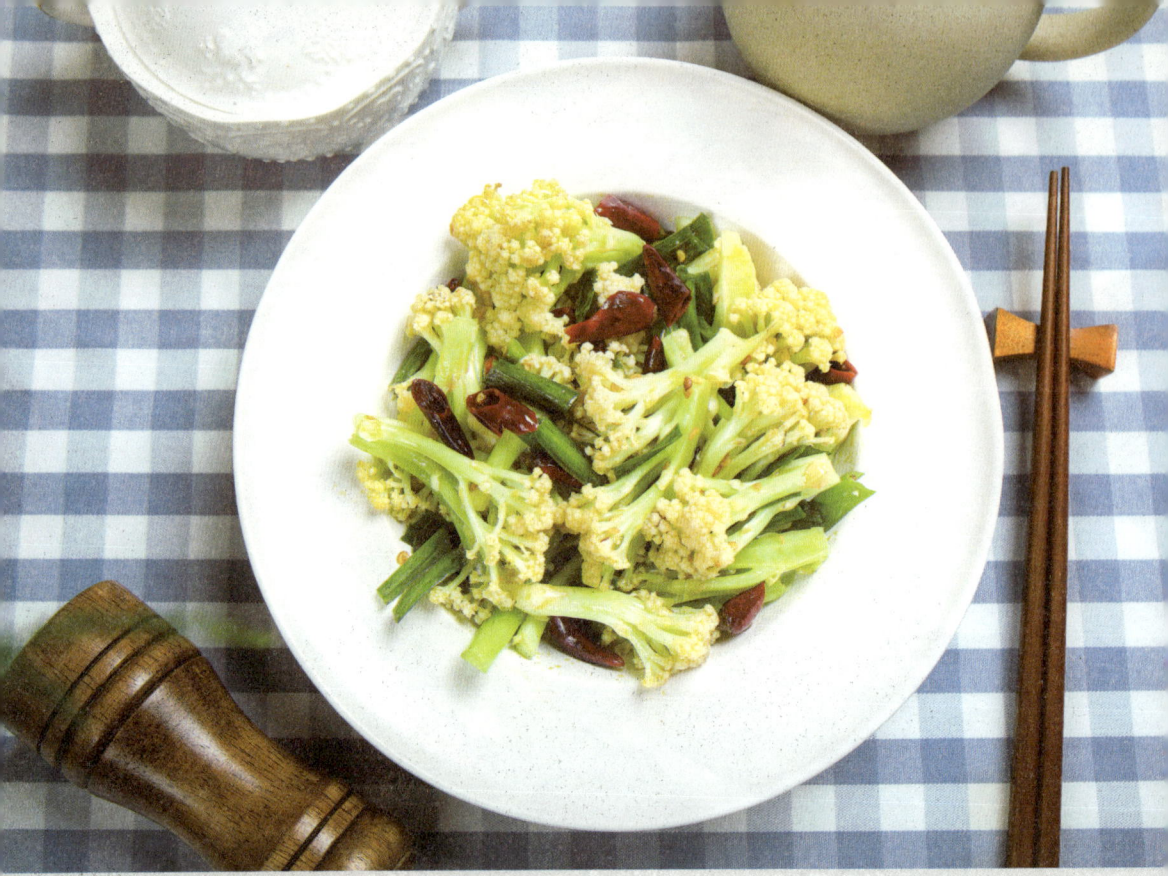

晚餐 热量约150千卡

韭菜炒菜花

食材： 韭菜 50g，菜花 150g，橄榄油 5mL，大蒜、干辣椒段、姜、盐、酱油适量。

做法： 将韭菜洗净切段，菜花洗净掰成小朵备用。在锅中加入少量的油，烧热后加入姜蒜末爆香。先加入菜花翻炒至半熟状态，再加入韭菜、干辣椒段继续翻炒。加入少量的酱油和盐调味，翻炒均匀后即可出锅。

樱桃·············· 60g

第三周第一天

营养与美味同行

早餐：鸡蛋是优质蛋白质和B族维生素的重要来源。全麦面包富含膳食纤维、维生素和矿物质，有助于提高饱腹感、稳定血糖，并促进肠道健康。橙汁富含维生素C，有助于增强免疫力，同时提供天然的果糖作为能量来源。

午餐：黄花鱼是优质蛋白质和不饱和脂肪酸的来源，对心脑血管健康有益。豆腐是植物性蛋白的优质来源，同时含有丰富的钙和植物雌激素，对骨骼健康和内分泌平衡有重要作用。

晚餐：玉米富含膳食纤维、维生素和矿物质，尤其是维生素B族和钾。西兰花和胡萝卜都是营养丰富的蔬菜。西兰花富含维生素C、叶酸和钾，而胡萝卜则是维生素A和膳食纤维的良好来源。

早餐　热量约200千卡

水煮蛋……………… 1个	新鲜橙汁……………… 100mL
全麦面包……………… 1片	

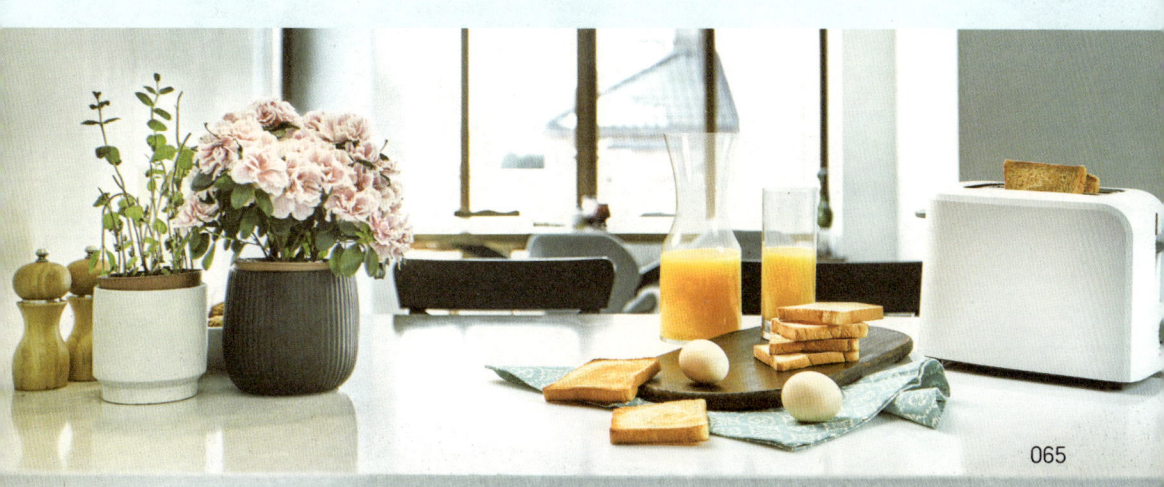

午餐 热量约200千卡

黄花鱼蒸豆腐

食材：小黄花鱼1条，豆腐50g，姜片3～4片，青葱彩椒适量，料酒或黄酒1小勺，盐适量，生抽极少量。

做法：将小黄花鱼去鳞、去内脏，清洗干净。豆腐切成较小的块或片。姜切片，葱切段备用。在黄花鱼内外抹上少许盐。淋上少量的料酒或黄酒，放上姜片，腌制5～10分钟。在蒸盘底部铺上切好的豆腐。将腌制好的黄花鱼放在豆腐上。鱼身上放几片姜。蒸锅中加入足够的水，烧开后将蒸盘放入锅中。盖上蒸锅盖子，蒸8～10分钟。蒸好后取出，去掉蒸过的姜片。撒上葱花、彩椒丝增加香味。

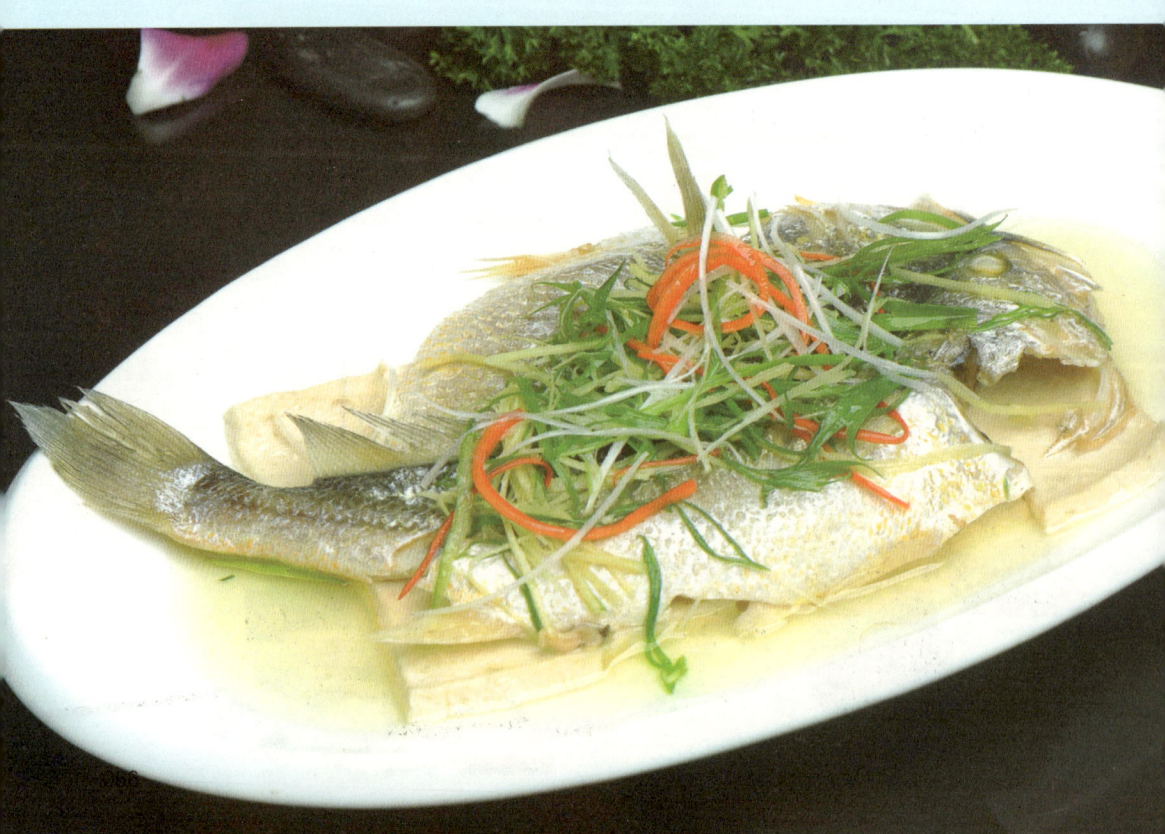

晚餐 热量约150千卡

蒸玉米·····················100g

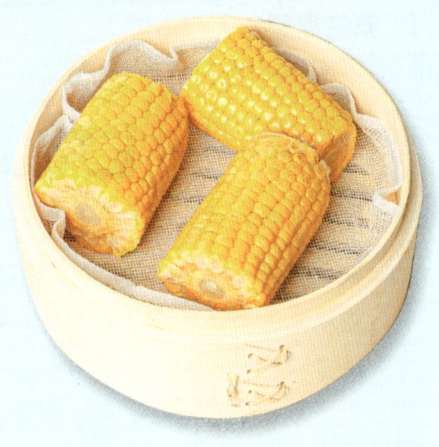

蒸蔬菜

食材：西兰花50g，胡萝卜50g。

做法：西兰花切成小朵，清洗干净；胡萝卜刮皮，洗净后切成薄片或小块。放入蒸锅中，盖上蒸锅盖子，蒸制10～15分钟，直到蔬菜变软且熟透。蒸好的蔬菜可以搭配低盐、低热量的调味料。

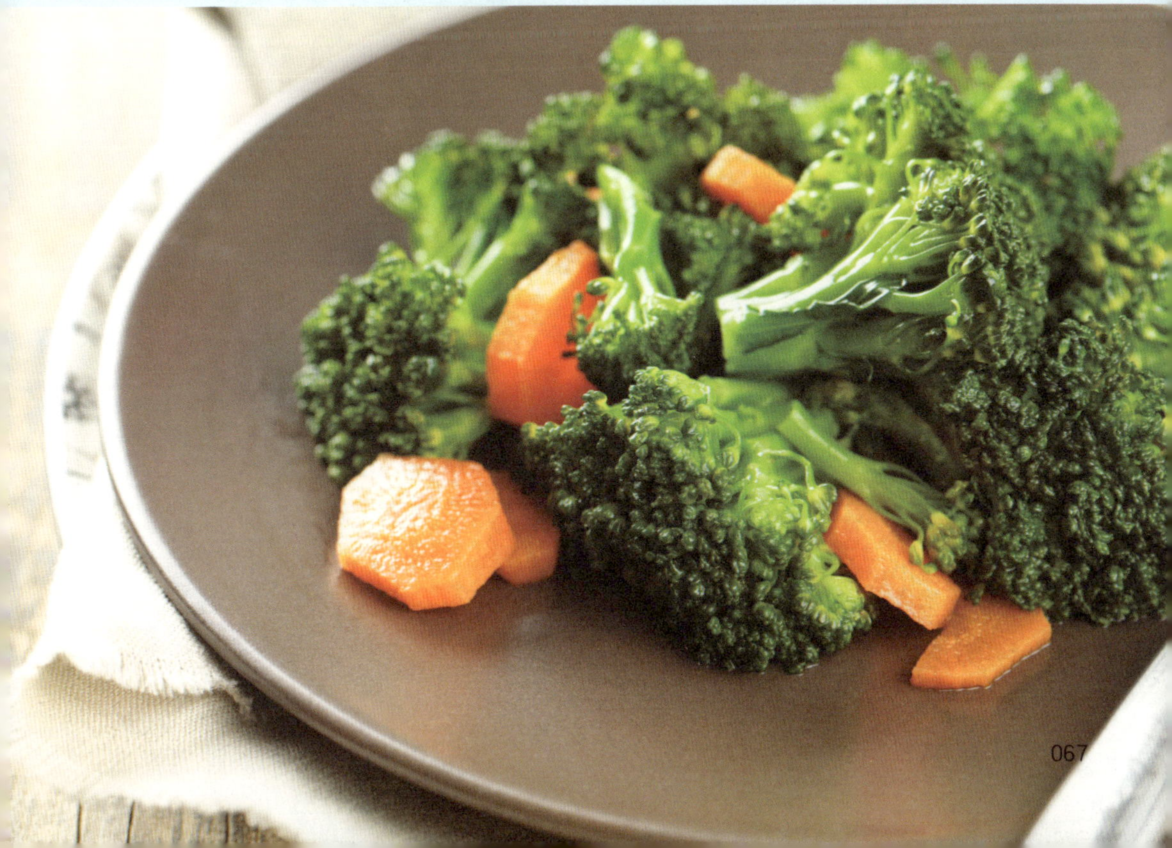

第三周第二天

营养与美味同行

早餐：燕麦片富含膳食纤维，特别是β-葡聚糖，有助于降低胆固醇、稳定血糖，并提供持久的饱腹感。它还含有丰富的B族维生素和矿物质。酸奶是优质蛋白质和钙的来源，同时含有益生菌，有助于维护肠道菌群平衡，提高免疫力。

午餐：鸡肉是优质蛋白质的来源，对于维持肌肉和组织的健康非常重要。它还含有丰富的维生素和矿物质，如维生素B_6和磷。生菜、紫甘蓝、番茄等蔬菜提供了丰富的膳食纤维、维生素和矿物质，特别是维生素C、维生素K和叶酸。它们还有助于增加饱腹感，减少对高热量食物的渴望。

晚餐：芹菜富含膳食纤维、维生素和矿物质，特别是钾和维生素K。香干是豆制品，提供了优质的植物性蛋白和钙。苹果含有丰富的果胶、膳食纤维和维生素C，有助于促进消化、增强免疫力，并提供持久的能量。

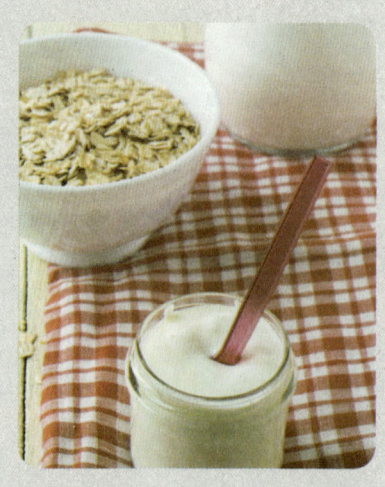

早餐 热量约180千卡

燕麦片····················· 20g
低脂酸奶·················· 200g

午餐 热量约200千卡

蔬菜鸡肉卷

食材：鸡肉150g，生菜50g，紫甘蓝50g，番茄50g。

做法：将所有蔬菜清洗干净，紫甘蓝、番茄切成丝，鸡肉煮熟切成条。选择大片的生菜叶，清洗干净后沥干水分。将生菜叶平铺在干净的平面上，然后在生菜叶上依次放上鸡肉、紫甘蓝和番茄。卷裹成紧密的卷状。可以根据个人口味蘸上酱油、甜醋酱或其他喜欢的调味料。

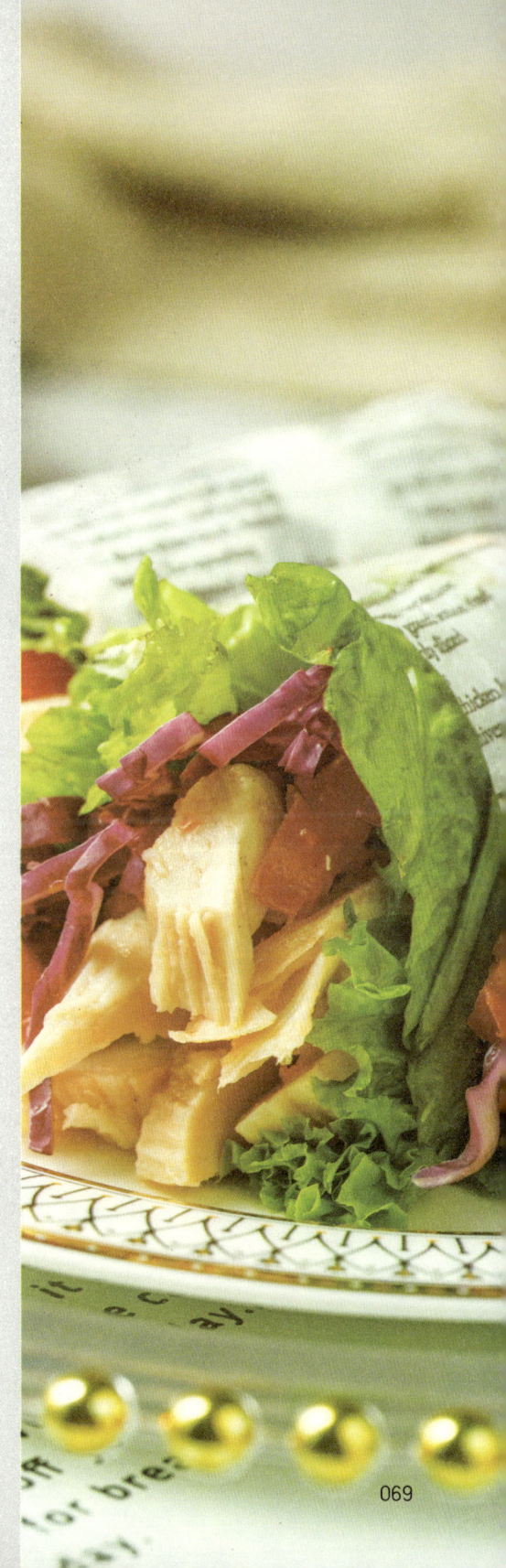

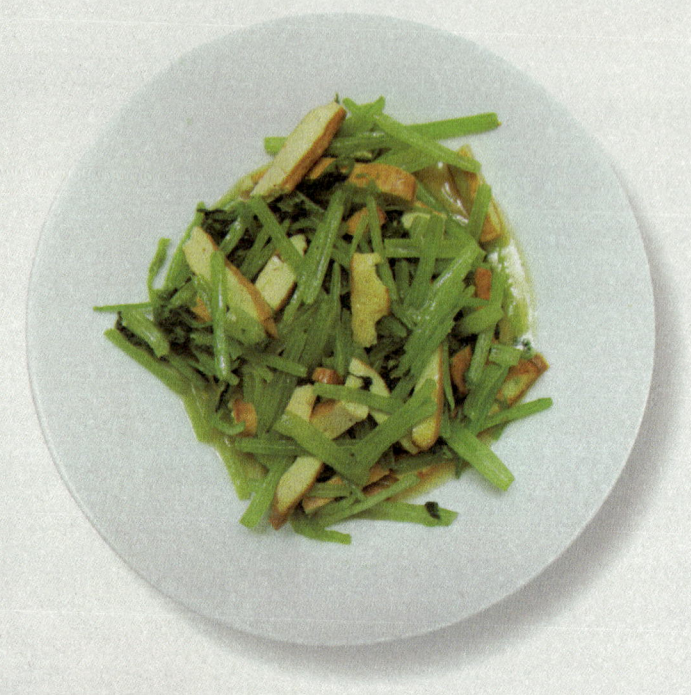

晚餐 热量约200千卡

芹菜炒香干

食材： 芹菜 200g，香干 50g，食用油 5mL，葱、姜、蒜、盐适量。

做法： 将芹菜去叶洗净，切成段。香干切成与芹菜相似的条状。葱、姜、蒜切末备用。将芹菜段放入沸水中焯一下，捞出过凉水，然后沥干水分备用。锅中加入 5mL 食用油，烧热后加入葱、姜、蒜末爆香。接着加入香干条，翻炒均匀。将焯水后的芹菜段加入锅中，大火快速翻炒。加入盐进行调味，继续翻炒至芹菜和香干充分混合且入味。

苹果……………………… 100g

第四周第一天

营养与美味同行

早餐：鸡蛋是优质蛋白质和B族维生素的重要来源。橙子富含维生素C和膳食纤维，有助于增强免疫力，促进消化。同时，橙子里的果糖可以提供天然的能量。全麦饼干富含膳食纤维，有助于增加饱腹感、稳定血糖。

午餐：牛肉是优质蛋白质的来源，同时富含铁、锌等矿物质。番茄、圆葱、圆生菜等蔬菜提供了丰富的维生素、矿物质和膳食纤维，有助于增强免疫力和消化功能。

晚餐：意大利面作为主食提供了必要的碳水化合物，也是蛋白质和膳食纤维的来源，为身体提供能量。大头菜、胡萝卜、香菇等蔬菜富含膳食纤维、维生素和矿物质，有助于增加饱腹感、促进消化和提高免疫力。

早餐 热量约160千卡

水煮蛋	1个	全麦饼干	几片
橙子	半个		

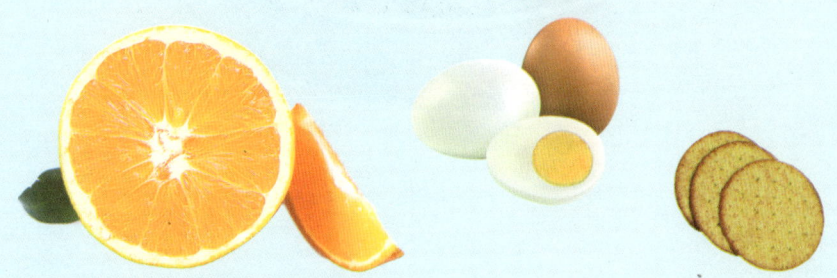

午餐 热量约220千卡

牛肉沙拉

食材： 牛肉100g，番茄150g，圆葱30g，圆生菜100g，沙拉酱10g，橄榄油、盐、黑胡椒少许。

做法： 将牛肉切成片或小块，用少许橄榄油、盐、黑胡椒等调料腌制后煎熟。将蔬菜洗净切好，与煎熟的牛肉混合。淋上少量的低热量沙拉酱，拌匀后即可享用。

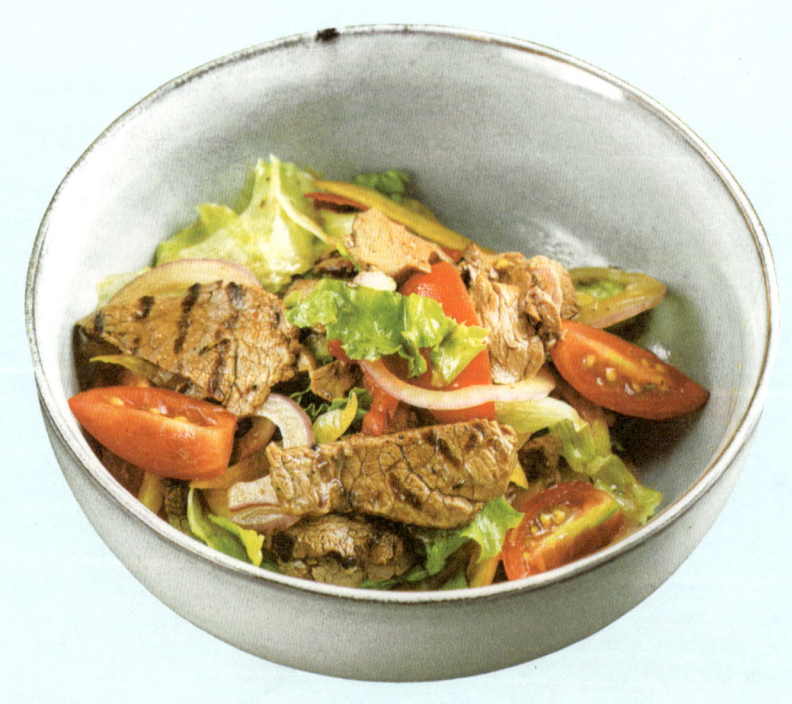

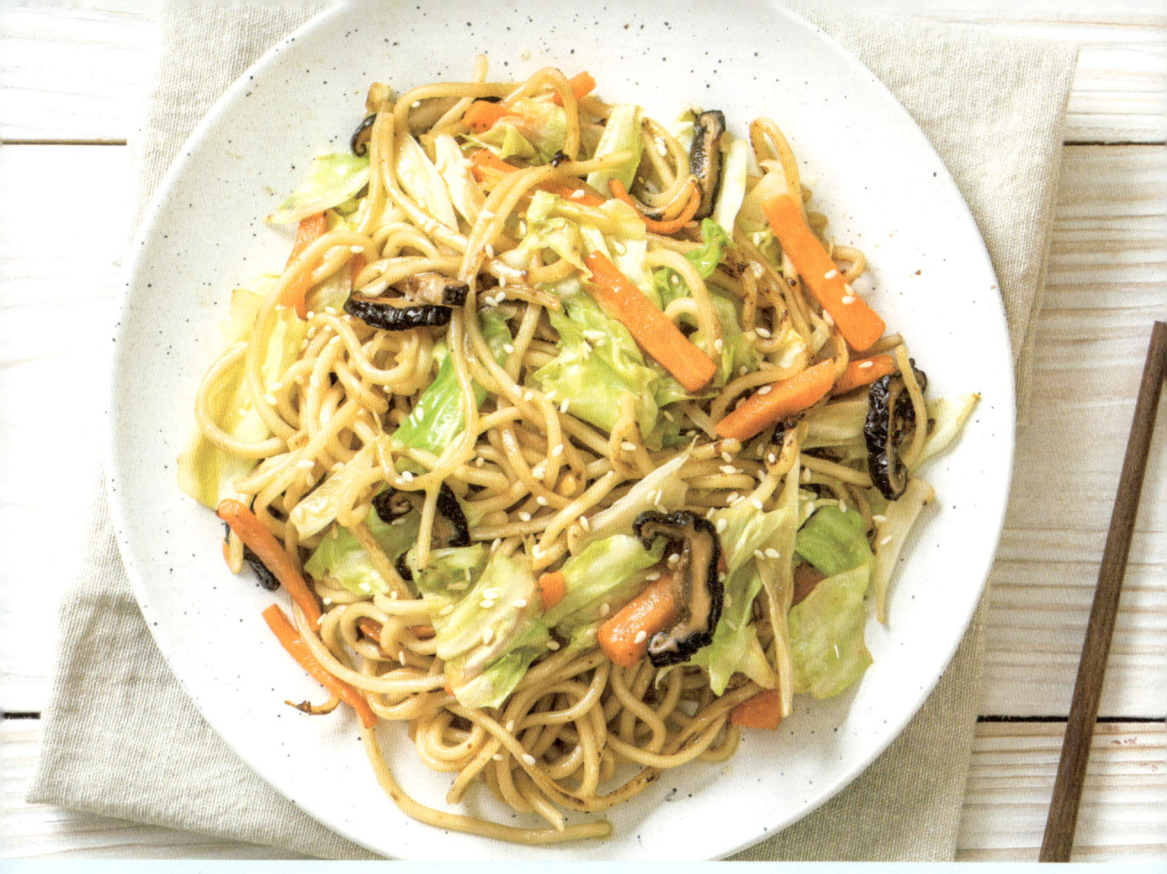

晚餐 热量约220千卡

蔬菜拌面

食材：意大利面（干）40g，大头菜100g，胡萝卜100g，香菇若干，橄榄油、盐、胡椒粉、酱油少许。

做法：将意大利面煮熟，然后用冷水冲洗并沥干。将大头菜、胡萝卜和香菇洗净，切丝或切片。在锅中加入少量橄榄油，先炒香菇，再加入胡萝卜和大头菜翻炒至蔬菜稍微变软。将煮熟的意大利面加入锅中，加入适量的调味料（如盐、胡椒粉、酱油等），翻炒均匀。最后还可以撒上芝麻增加风味。

第四周第二天

营养与美味同行

早餐：黄瓜是一种低热量、高水分的蔬菜，富含维生素K、维生素C和钾等营养素。土豆是一种富含碳水化合物、膳食纤维和维生素C的食物。

午餐：三文鱼是富含Omega-3脂肪酸的高蛋白食物，这种健康的脂肪有助于降低心脏病风险、维护脑健康。三文鱼还是维生素D和硒的良好来源，对于骨骼健康和免疫系统都有益处。芦笋是一种低热量、高营养的蔬菜，富含维生素K、维生素A和叶酸等，具有抗氧化和抗炎作用，有助于保护身体免受疾病侵害。

晚餐：番茄富含维生素C、维生素K和抗氧化物，有助于保护细胞免受损伤，促进心血管健康。鸡蛋是优质蛋白质和B族维生素的重要来源。

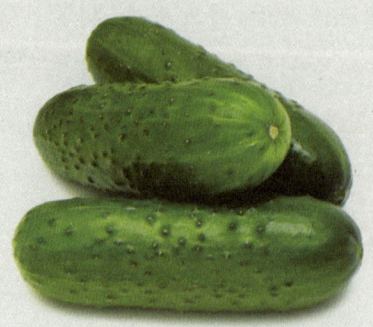

早餐　热量约150千卡

黄瓜……………… 200g

土豆泥

食材： 土豆 100g，盐、胡椒粉适量。

做法： 将土豆削皮切块，蒸至软烂。将蒸好的土豆压成泥状。根据个人口味，加入盐、胡椒粉或其他调味料调味。

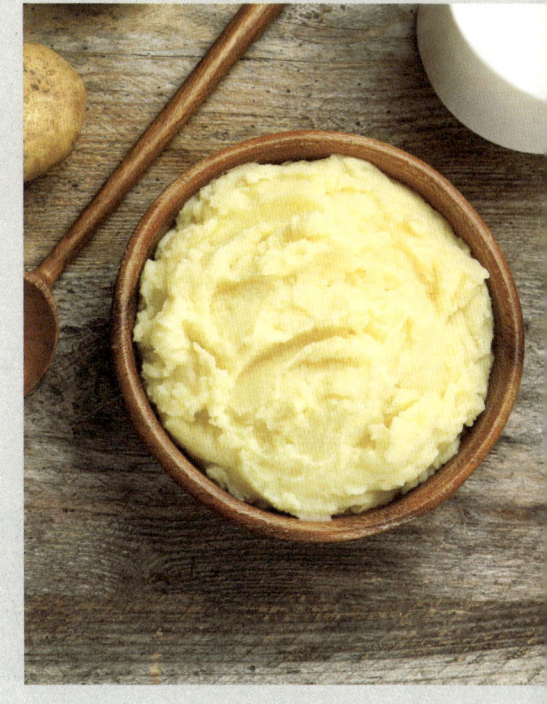

午餐 热量约265千卡

烤三文鱼配芦笋

食材： 三文鱼 150g，芦笋 100g，橄榄油 5mL，盐、胡椒粉适量。

做法： 三文鱼洗净、擦干。芦笋洗净、去老根。三文鱼和芦笋都抹上橄榄油，撒上盐和胡椒粉，腌制10分钟左右，让其入味。放入预热至200℃的烤箱中，烤15分钟或者直到三文鱼表面金黄且内部熟透，芦笋也变得嫩绿且稍微有些焦香即可。

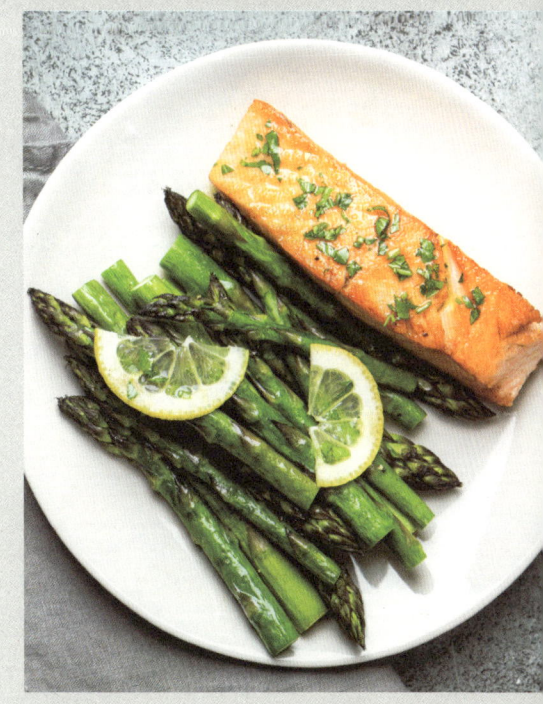

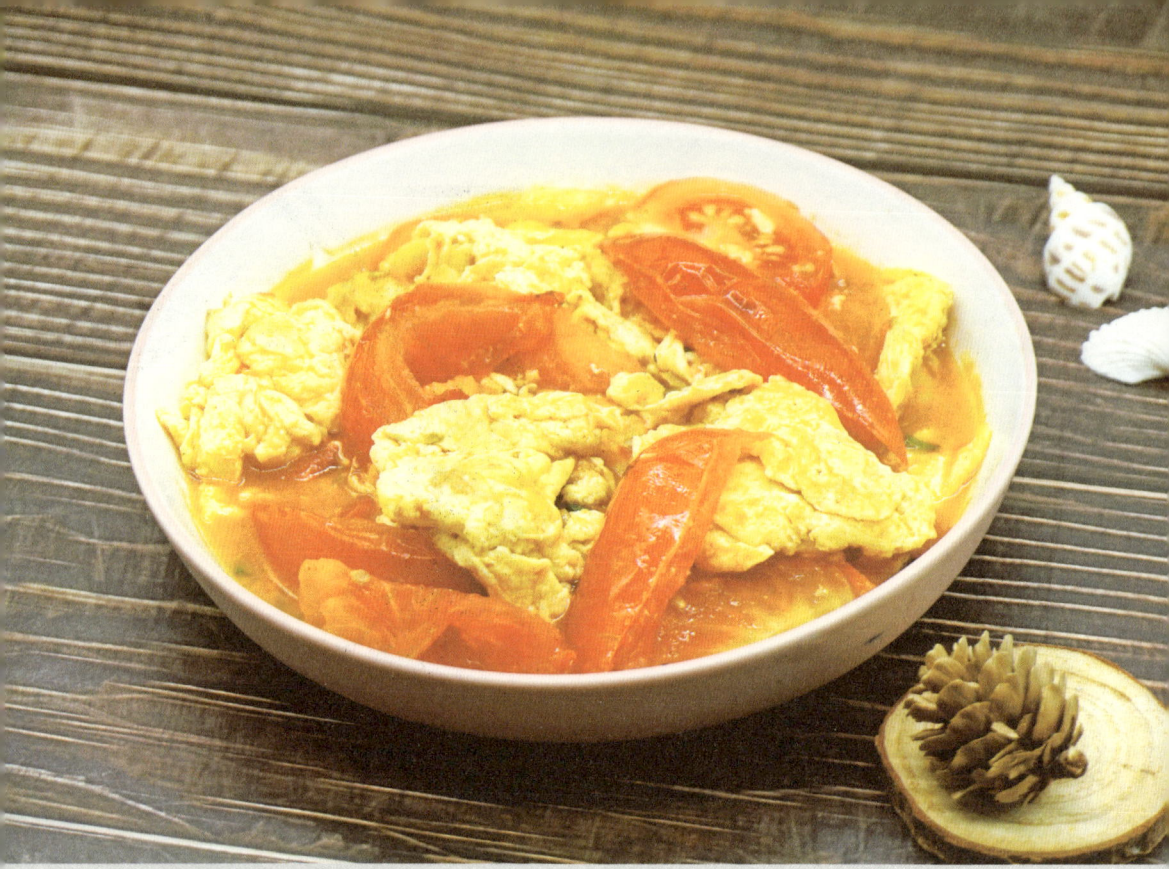

晚餐 热量约170千卡

番茄炒鸡蛋

食材：番茄200g，鸡蛋1个，橄榄油5mL。

做法：将鸡蛋打散，加入少许盐搅拌均匀。热锅凉油，倒入鸡蛋液炒至凝固，盛出备用。在同一个锅中加入少量油，放入切好的番茄块翻炒至软烂。将炒好的鸡蛋重新放入锅中，与番茄一起翻炒均匀。根据个人口味加入适量的盐和糖调味，炒匀后即可。

第五周第一天

营养与美味同行

早餐：坚果是优质脂肪和蛋白质的来源，同时富含纤维、维生素和矿物质。它们能够提供持久的能量，并有助于维持心脏健康。酸奶是益生菌和钙质的良好来源，对肠道健康和骨骼强度至关重要。蜂蜜含有多种维生素和矿物质，同时能够提供快速的能量来源。蓝莓是抗氧化剂的丰富来源，有助于保护细胞免受自由基的损害。它们还能提供纤维和维生素C。

午餐：牛肉是高质量蛋白质的来源，同时富含铁、锌和维生素B_{12}等营养素。

晚餐：芦笋是一种低热量、高营养的蔬菜，富含维生素K、维生素A和叶酸。虾仁是优质蛋白质和低脂肪的来源，同时富含硒和维生素D，有助于维持肌肉健康、骨骼强度和免疫系统功能。

早餐 热量约200千卡

坚果酸奶杯

食材：核桃5g，杏仁5g，腰果5g，酸奶100g，蜂蜜5g，蓝莓20g。

做法：在一个杯或碗中放入一层核桃、杏仁和腰果。加入一层酸奶，并撒上蜂蜜调味。再加入一些坚果，最后放上蓝莓作为点缀。

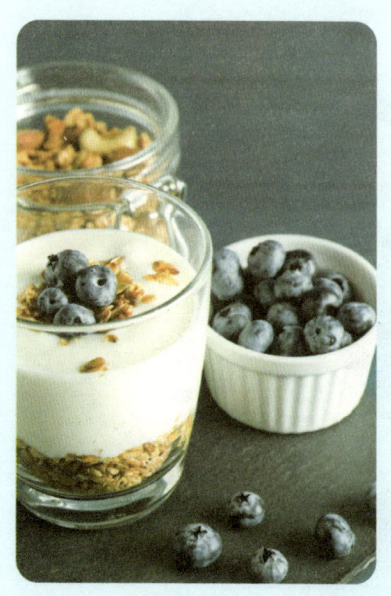

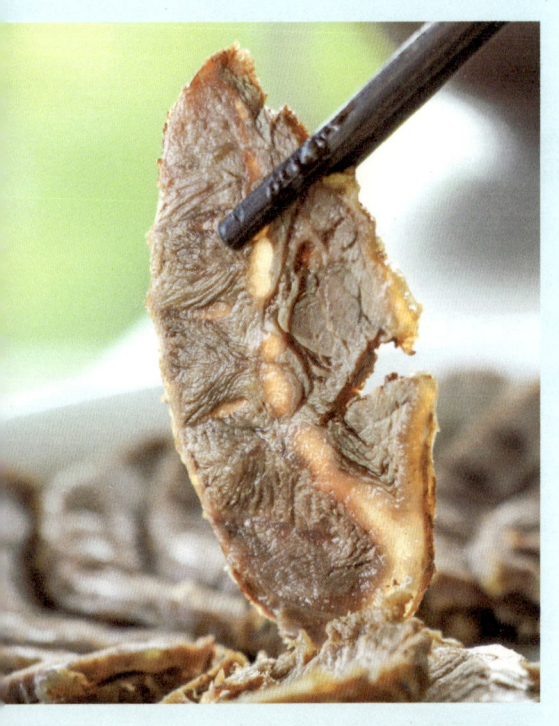

午餐 热量约220千卡

蒸牛肉

食材：牛肉175g,生姜3片,大蒜2瓣,生抽1勺,料酒1勺,盐适量。

做法：牛肉洗净,切薄片,放入碗中。加入切好的生姜末和大蒜末。倒入生抽、料酒,并加盐和胡椒粉调味,腌制10～15分钟。蒸锅加水烧开。将腌好的牛肉平铺在蒸盘上。水开后,放入蒸盘,蒸10～15分钟。

晚餐 热量约170千卡

芦笋炒虾仁

食材：芦笋200g,鲜虾100g,橄榄油5mL,大蒜、白葡萄酒少许,盐、黑胡椒适量。

做法：芦笋洗净切段,鲜虾去壳去肠泥,大蒜切碎。在锅中加入橄榄油,炒香大蒜碎。加入鲜虾仁翻炒至变色。加入芦笋段翻炒,淋入少许白葡萄酒。加入盐和黑胡椒调味,翻炒均匀即可。

第五周第二天

营养与美味同行

早餐：全麦面包含有丰富的膳食纤维和B族维生素，有助于维持消化系统的健康。番茄富含维生素C和抗氧化剂——番茄红素，有助于保护细胞免受自由基损伤。芝士是蛋白质和钙的来源，选用低脂版本可以减少脂肪摄入，同时保留其营养价值。生菜能提供额外的膳食纤维和维生素，有助于增强饱腹感和促进消化。

午餐：荞麦面富含膳食纤维和蛋白质，有助于稳定血糖和控制体重。虾是高蛋白、低脂肪的食物，富含锌、硒等矿物质，对维持心血管健康和免疫功能有重要作用。红辣椒富含维生素C和其他抗氧化物质。

晚餐：豆腐是植物性蛋白质的极佳来源，同时含有丰富的钙和微量元素，对骨骼健康和内分泌系统有益。南瓜富含维生素A和维生素C，以及多种矿物质，其甜味来自天然糖分，可提供低热量的能量来源。南瓜的膳食纤维还有助于消化和预防便秘。

早餐 热量约200千卡

三明治

食材： 全麦吐司1片，火腿片30g，番茄50g，低脂芝士20g，生菜20g。

做法： 全麦吐司切去四边，用擀面杖稍微擀平。在吐司上放上生菜、火腿、番茄片和低脂芝士。

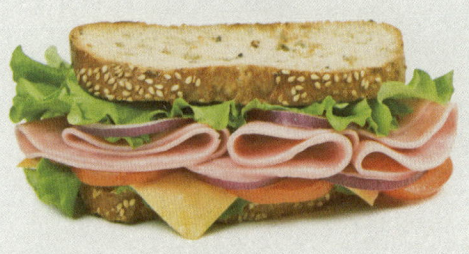

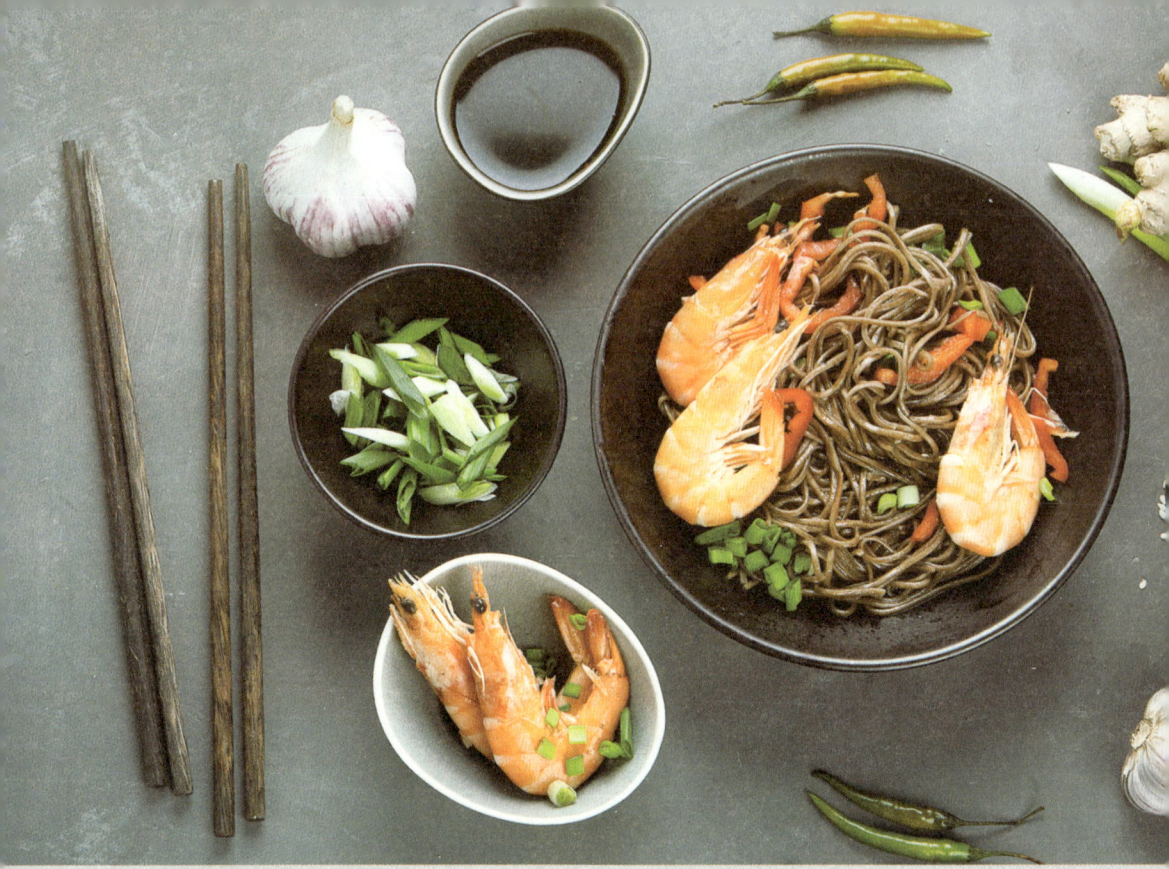

午餐 热量约220千卡

鲜虾荞麦面

食材： 荞麦面50g，虾50g，红辣椒适量，盐、黑胡椒少许。

做法： 虾清洗干净，红辣椒切丝，青葱切段。锅中烧水，水开后放入荞麦面煮熟，保持面的口感，不能过软。在面快熟时，将虾放入锅中烫熟，避免过熟。将面和虾捞出，放盐调味，可加酱油或味增汤，再撒上红辣椒丝和青葱段。

晚餐 热量约200千卡

蒸豆腐

食材：嫩豆腐200g，葱、盐、鸡精、生抽适量。

做法：将豆腐洗净，切成厚片，放入盘中。将葱切成葱花备用。在豆腐上均匀撒上适量的盐。然后将盘子放入已烧开的蒸锅中，蒸10～15分钟。蒸好后取出豆腐，淋上少许生抽，再撒上葱花。

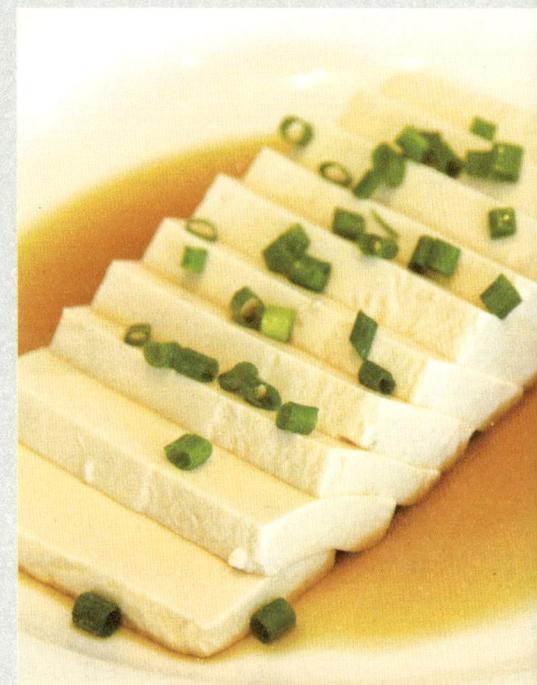

南瓜汤 热量约46千卡

食材：南瓜200g。

做法：将南瓜去皮去籽，切成小块。将南瓜块放入锅中，加入足够的水，水面要没过南瓜。开火煮沸后转小火，慢慢煮至南瓜变软烂。使用搅拌器将南瓜块打成细腻的汤状。根据个人口味，可以加入少许盐和黑胡椒调味。

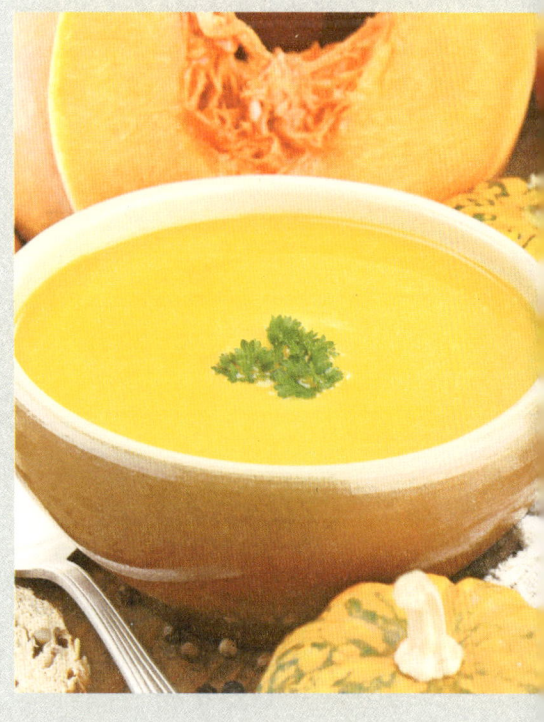

"16+8"断食法

第一天

营养与美味同行

早餐：杂粮粥提供了丰富的碳水化合物和纤维，有助于稳定血糖和提供持久的能量。鸡蛋提供优质蛋白质和B族维生素。黄瓜则提供了水分和维生素C，同时热量极低。

午餐：荞麦面是一种低热量、高纤维的面食，有助于维持血糖稳定和消化系统健康。青椒炒牛肉提供了优质蛋白质、铁和锌等矿物质，以及维生素B群等营养素，对维持身体机能和增强免疫力非常重要。茼蒿则提供了膳食纤维和维生素，有助于促进消化和预防便秘。

晚餐：紫薯富含膳食纤维和维生素，也是一种低GI指数的食物，有助于控制血糖水平。虾是优质蛋白质和低脂肪的来源，同时提供了碘、硒等矿物质。冬瓜则富含水分和膳食纤维，有助于维持消化系统健康。

加餐：柚子富含维生素C和抗氧化物质，有助于增强免疫力和保护细胞免受氧化损伤。

早餐 热量约320千卡

杂粮粥…………… 半碗
水煮蛋…………… 2个
黄瓜……………… 200g

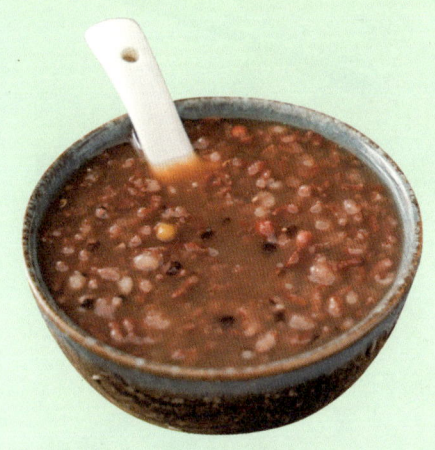

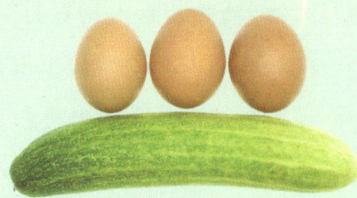

午餐 热量约550千卡

荞麦面…………… 50g

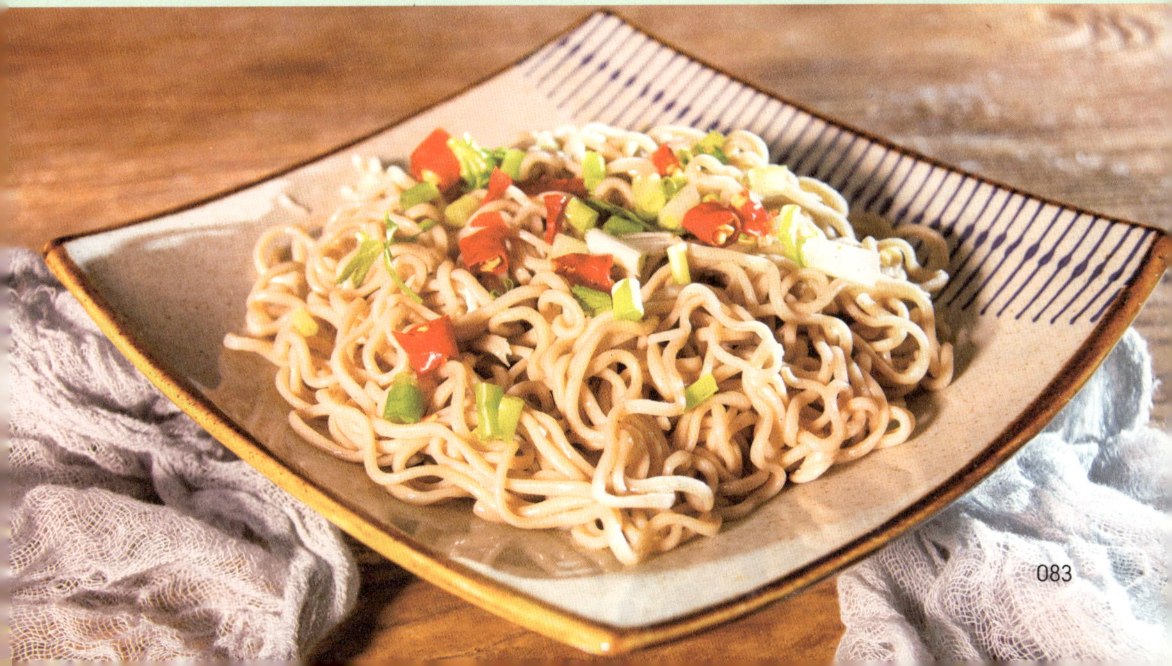

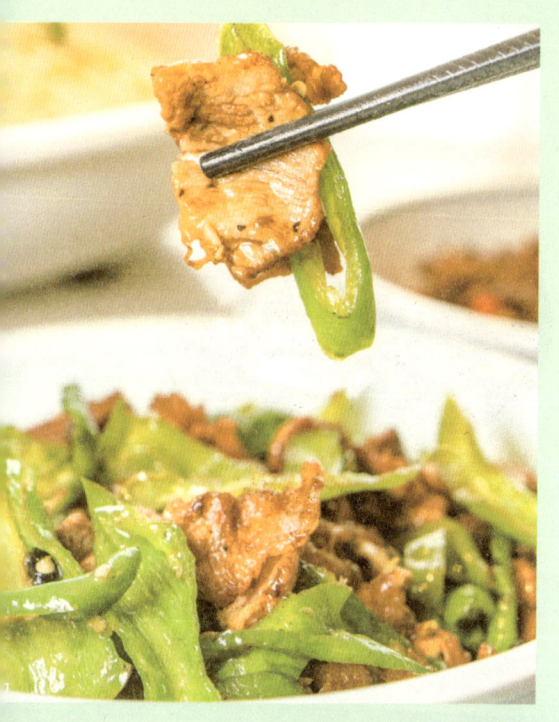

青椒炒牛肉

食材：青椒200g，瘦牛肉200g，食用油10mL，酱油10mL，大葱10g，姜5g，盐适量。

做法：牛肉切成薄片，青椒去籽切丝，大葱切段，姜切片备用。热锅凉油，油热后加入切好的大葱段和姜片爆香。加入牛肉片，大火快速翻炒至牛肉变色。倒入酱油调色调味，快速翻炒均匀。加入青椒丝，继续翻炒至青椒断生。调入适量的盐，翻炒均匀后即可出锅。

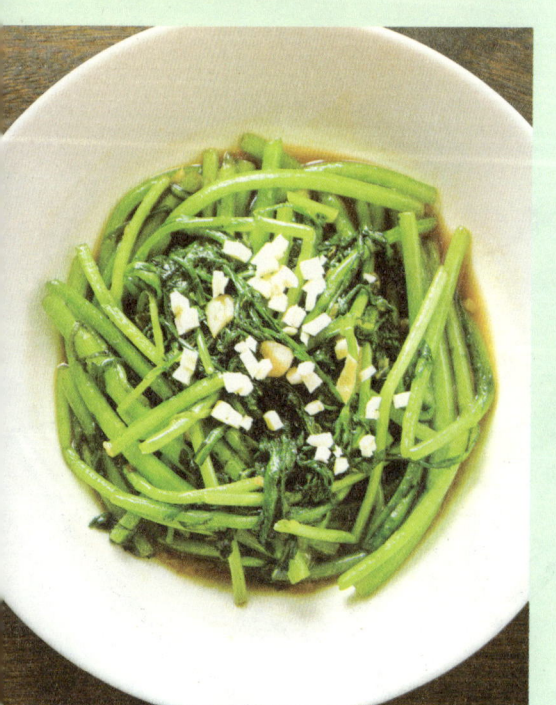

蒜蓉茼蒿

食材：茼蒿300g，蒜3瓣，食用油5mL，盐适量。

做法：茼蒿洗净切段，蒜瓣拍碎切末备用。热锅凉油，油微热后加入蒜末爆香。加入茼蒿段，大火快速翻炒。加入适量的盐，继续翻炒至茼蒿断生即可出锅。

晚餐 热量约480千卡

紫薯一个·················· 200g

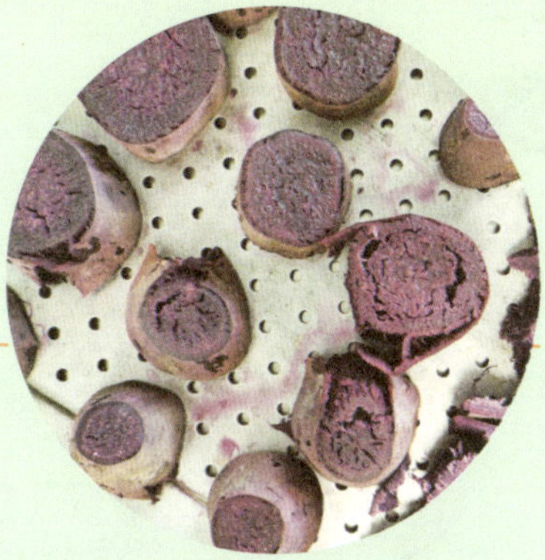

水煮虾

食材：虾250g，姜片若干片，青葱2～3根切段，料酒15mL，盐适量，白胡椒粉少许。

做法：准备一锅水，加入姜片、青葱段和料酒，大火煮沸。当水完全煮沸后，加入适量的盐和白胡椒粉调味。将新鲜虾洗净，剪去虾须和尖锐的部分（以防吃的时候扎嘴），然后放入锅中。用中火煮虾，直到虾变成粉红色并且完全熟透。煮的时间不宜过长，以免虾肉变老。一般来说，小虾煮2～3分钟，大虾煮3～5分钟即可。

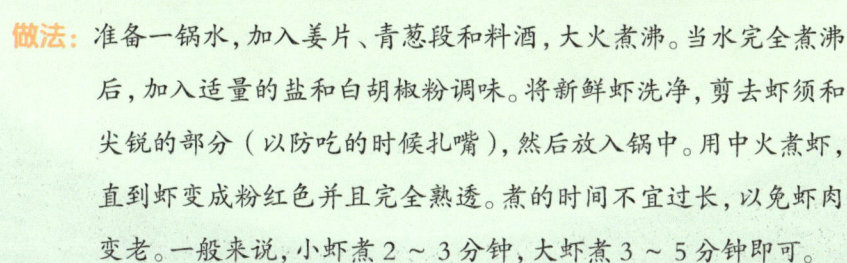

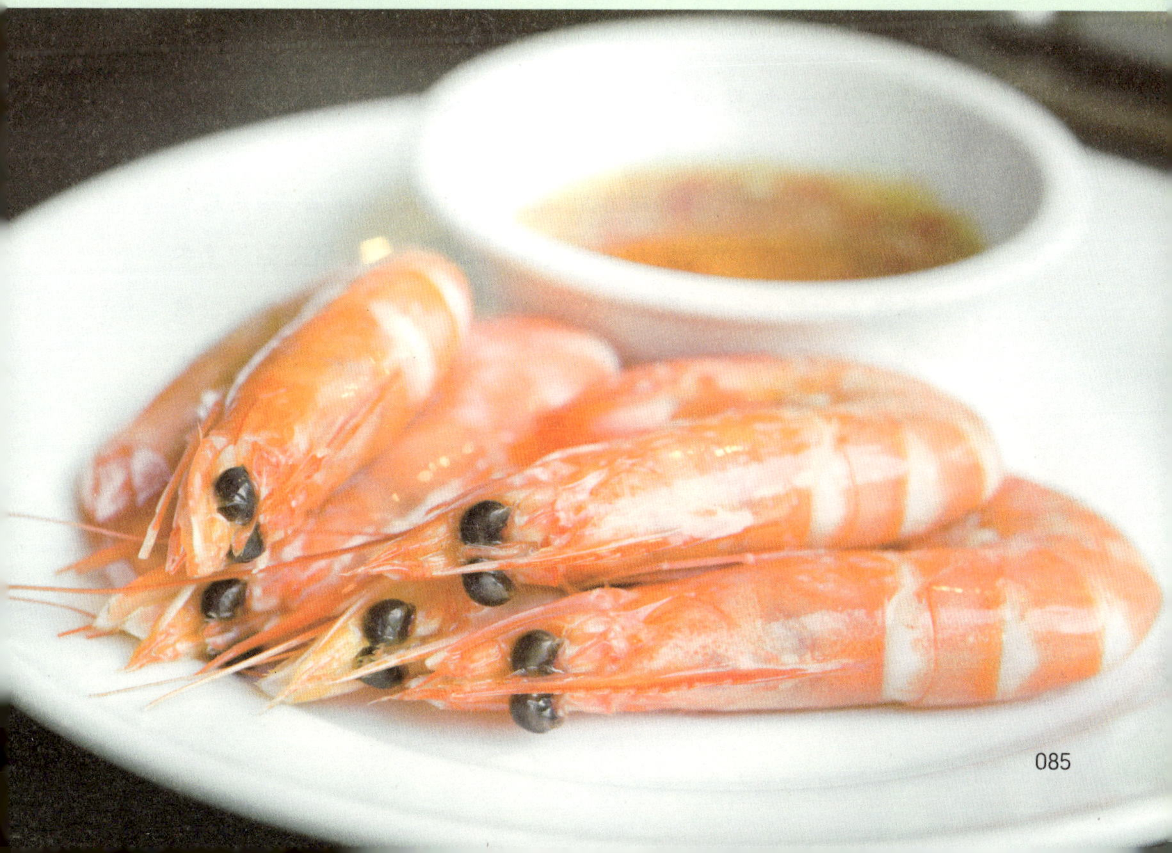

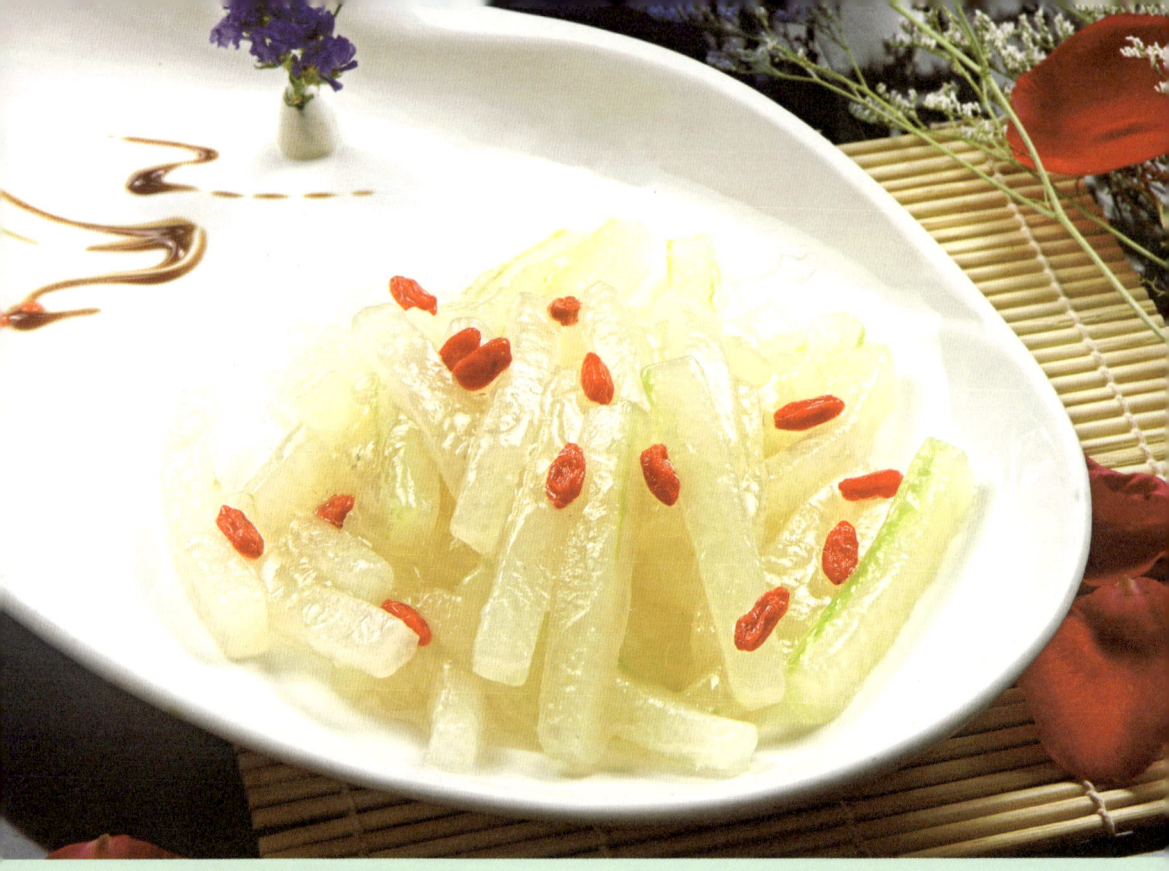

清炒冬瓜

食材：冬瓜 300g，橄榄油 5mL，大蒜 2 瓣，黑胡椒粉少许，盐、枸杞适量。

做法：冬瓜切成条状，大蒜切碎备用。在热锅中倒入橄榄油，油热后加入切碎的大蒜，小火煸炒至微黄色。加入冬瓜条，中火翻炒至冬瓜条表面微微变色。撒上适量的盐继续翻炒均匀。炒至冬瓜条熟透，口感柔软但仍有一定脆度时，即可出锅。装盘后，可以撒上枸杞作为点缀。

加餐 热量约60千卡

柚子·····················150g

第二天

营养与美味同行

早餐:麦片提供了丰富的碳水化合物和纤维,有助于稳定血糖水平并提供持久的能量。牛奶是蛋白质和钙的良好来源,有助于维持骨骼健康。小番茄提供了维生素C和抗氧化物质,对免疫系统有益。

午餐:糙米饭富含膳食纤维和维生素,有助于维持消化系统健康。多宝鱼是优质的蛋白质来源,同时也提供了重要的营养元素,如不饱和脂肪酸,对心血管健康有益。芦笋提供了膳食纤维和维生素,有助于促进消化和预防便秘。

晚餐:山药富含膳食纤维和维生素,有助于维持血糖稳定和消化系统健康。牛肉提供了优质蛋白质、铁和锌等矿物质,对维持身体机能和增强免疫力非常重要。菠菜提供了丰富的维生素和矿物质,有助于维持身体健康。

加餐:苹果富含维生素C和膳食纤维,有助于增强免疫力和维持消化系统健康。

早餐 热量约265千卡

麦片……………………… 25g
牛奶……………………… 250mL
小番茄…………………… 180g

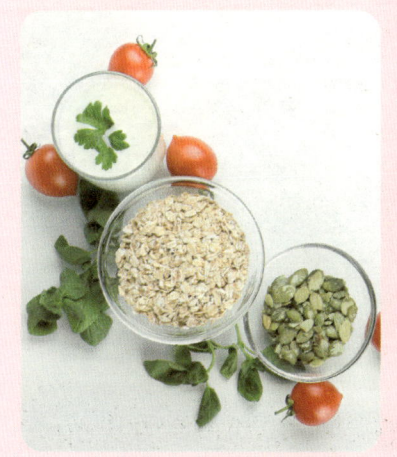

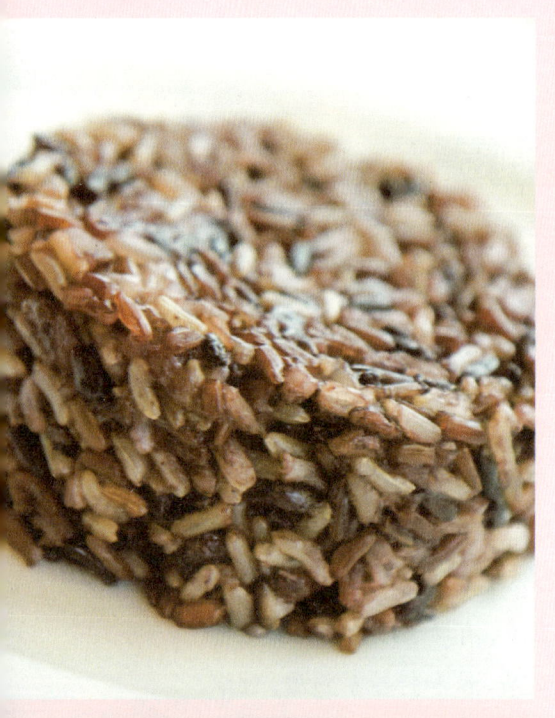

午餐 热量约616千卡

糙米饭

食材：糙米100g。

做法：将糙米提前浸泡2～3小时，再放入电饭煲中，加入适量的水，煮熟即可。

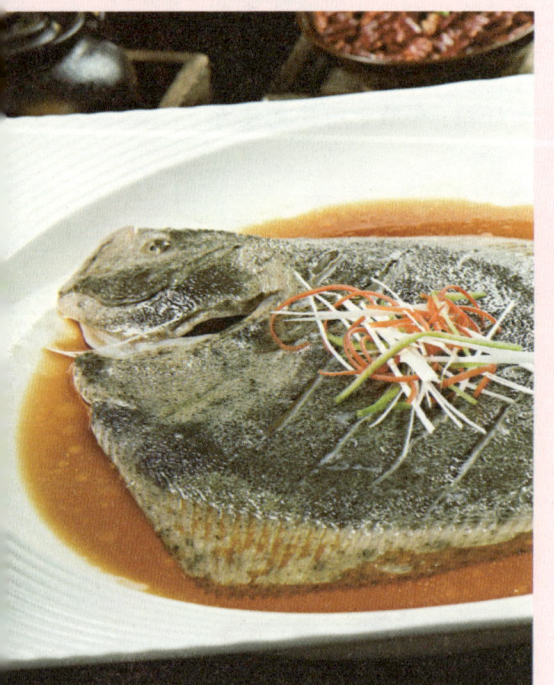

清蒸多宝鱼

食材：多宝鱼450g，葱、姜适量，料酒30mL，盐5g，白胡椒粉少许，生抽适量（可选，用于调味）。

做法：将多宝鱼清洗干净。在鱼身上划花刀，撒上盐和白胡椒粉，淋上料酒，放上姜片和葱段，腌制约10分钟。将腌制好的鱼放入蒸锅中，蒸12～15分钟。取出蒸好的鱼，撒上葱段即可。

白灼芦笋

食材：芦笋300g，油5g，葱、蒜、生抽、醋、糖适量。

做法：将芦笋的根部切掉，并清洗干净。在锅中烧开水，加入少许油和盐，放入芦笋焯水1~2分钟。煮好后，将芦笋捞出并摆盘。准备一个小碗，放入葱、姜、蒜末和辣椒圈，如果喜欢，可以加入生抽、醋、糖调味，搅拌均匀。另起一锅，烧热油至冒烟，然后迅速倒入装有调味料的碗中，搅拌均匀。将调味料均匀地淋在芦笋上即可。

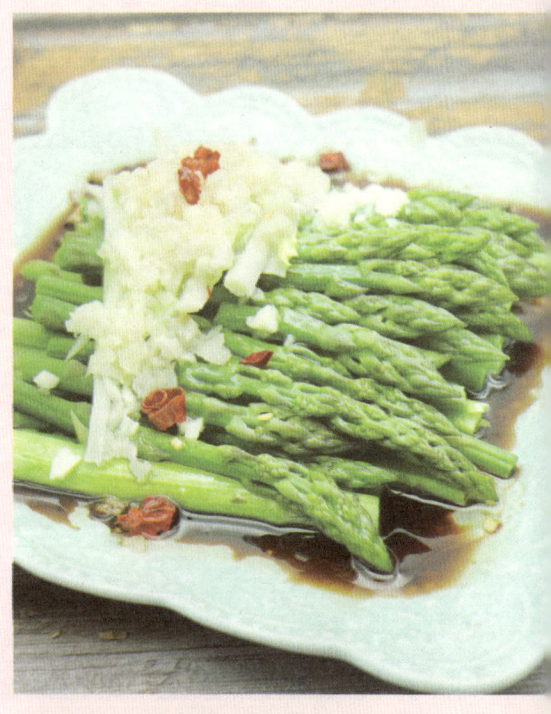

晚餐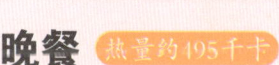

蒸山药

食材：山药150g。

做法：山药洗净去皮切段，将切好的山药放入蒸锅中蒸制15~20分钟，用筷子轻轻一戳就能穿透时，即可关火。

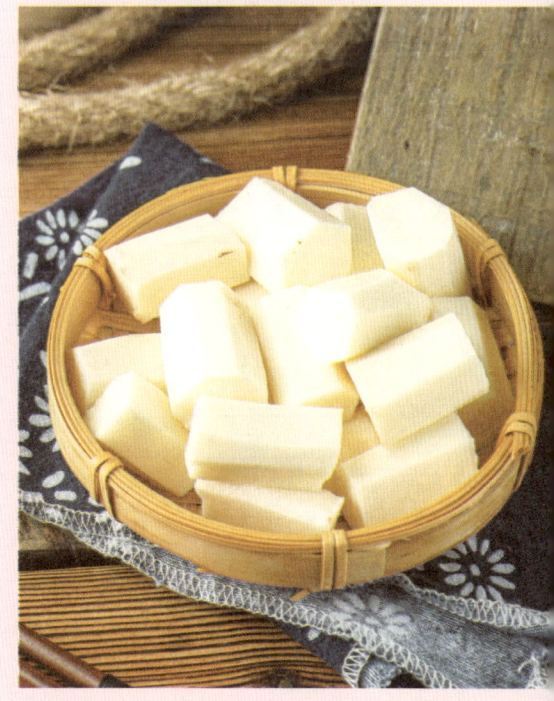

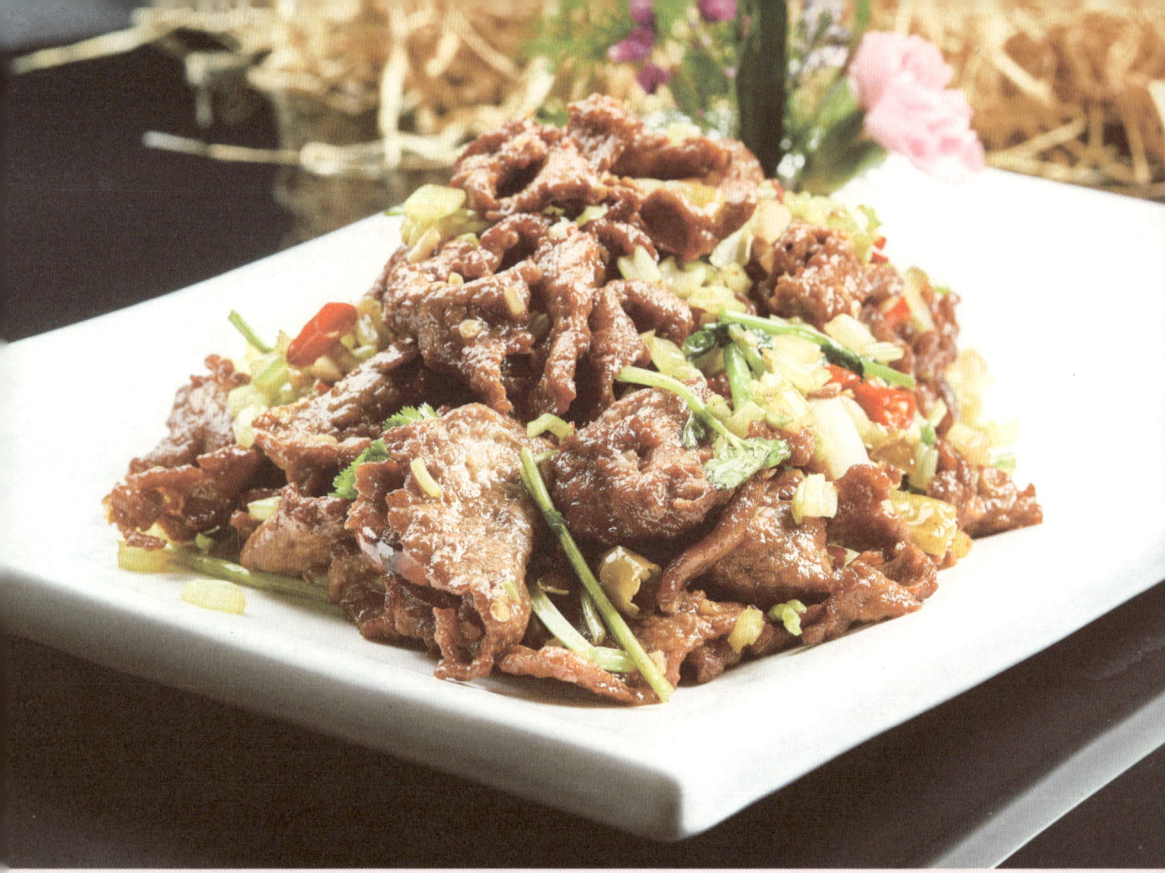

炒牛肉

食材：瘦牛肉150g，青椒1个，红椒1个，大蒜2瓣，生姜一小块，橄榄油、酱油、盐、胡椒粉适量。

做法：将牛肉切成薄片，青椒和红椒切丝，大蒜和生姜切片备用。在牛肉片中加入少许酱油、盐和胡椒粉，拌匀后腌制10分钟。锅中倒入适量的橄榄油，烧热后放入大蒜和生姜片爆香。然后加入腌制好的牛肉片，大火快速翻炒至牛肉变色。牛肉变色后，加入切好的青椒和红椒丝，继续翻炒至蔬菜断生即可。

凉拌菠菜

食材： 菠菜200g，花生、生抽或米醋、盐适量，蒜末适量（可选）。

做法： 将新鲜菠菜洗净，去掉根部，放入沸水中焯烫一下，捞出后过冷水，然后沥干水分备用。将焯水后的菠菜放入碗中，加入适量的蒜末、生抽或米醋以及少许盐（根据个人口味添加），搅拌均匀即可。装盘后，可以撒上花生作为点缀。

加餐　热量约50千卡

苹果……………………… 100g

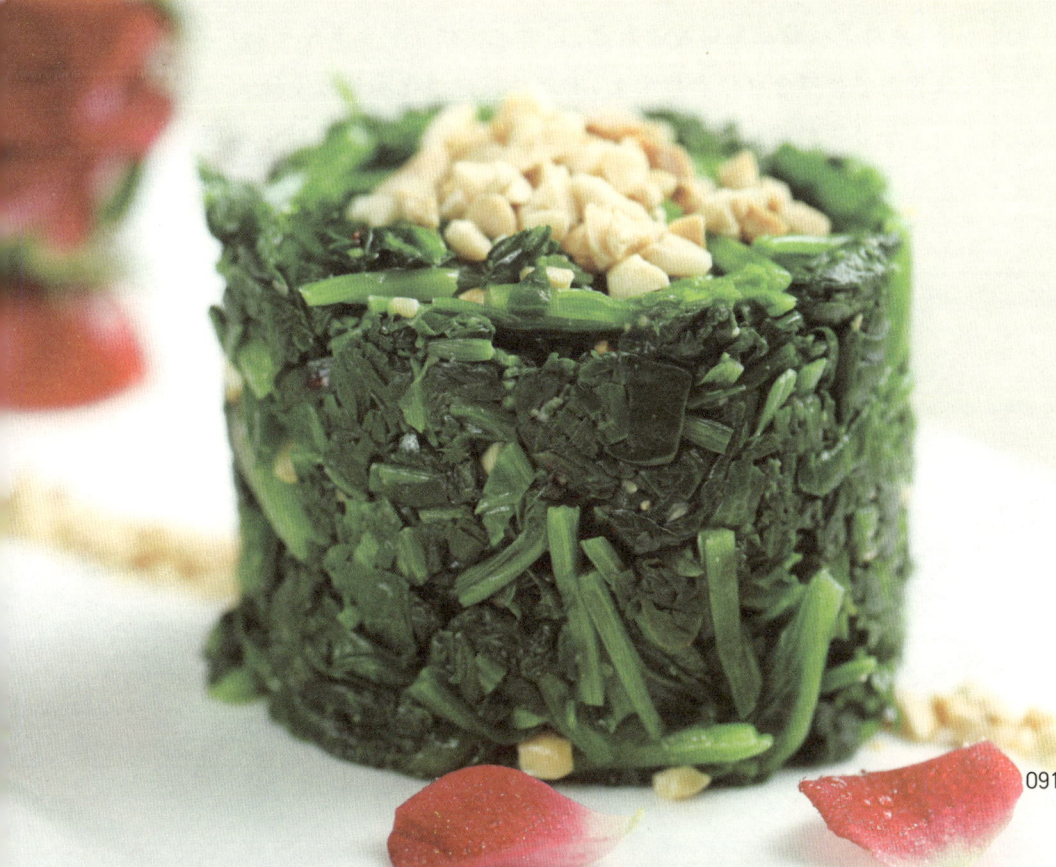

第三天

营养与美味同行

早餐：全麦面包提供了复合碳水化合物和纤维，对于维持稳定的血糖水平和肠道健康非常重要。酸奶是益生菌和钙质的良好来源，有助于肠道健康和骨骼强度。鸡蛋提供了高质量的蛋白质，对身体的修复和成长至关重要。杏仁则含有健康的脂肪、蛋白质和纤维，同时提供了维生素E和镁。

午餐：荞麦面是一种低GI指数的食物，富含膳食纤维，有助于维持血糖稳定并促进肠道健康。鸡肉沙拉提供了高质量的蛋白质、维生素和矿物质，同时蔬菜部分如生菜、小番茄、黄瓜等提供了丰富的维生素和纤维，有助于增强免疫力和消化系统健康。

晚餐：玉米提供了碳水化合物和纤维，是一种健康的主食选择。豆腐是植物性蛋白质的来源，同时也提供了钙和其他矿物质。秋葵则富含膳食纤维和维生素，有助于促进消化和预防便秘。

加餐：猕猴桃富含维生素C、维生素K和纤维，有助于增强免疫力和维持消化系统健康。

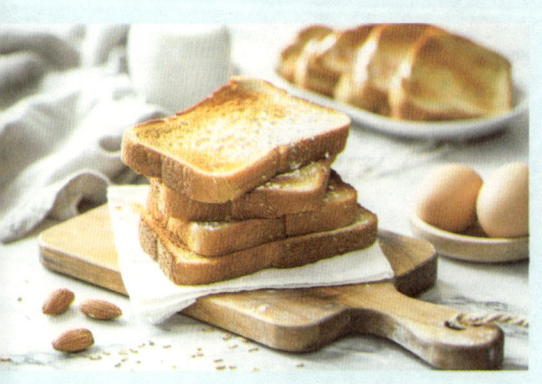

早餐 热量约380千卡

全麦面包	40g
酸奶	150g
水煮蛋	1个
杏仁	10g

午餐 热量约560千卡

荞麦面⋯⋯⋯⋯⋯⋯⋯⋯ 50g

鸡肉沙拉

食材：鸡胸肉150g，生菜80g，小番茄80g，黄瓜80g，玉米粒50g，洋葱50g，柠檬汁10mL，橄榄油5mL，盐、黑胡椒适量。

做法：在平底锅中加入少许橄榄油，烧热后放入鸡胸肉片，小火煎至两面金黄，熟透后取出放凉。将生菜、小番茄、黄瓜、玉米粒和洋葱丝放入大碗中，加入柠檬汁、剩余的橄榄油、盐和黑胡椒，搅拌均匀。将煎好的鸡胸肉片铺在蔬菜上，轻轻拌匀即可。

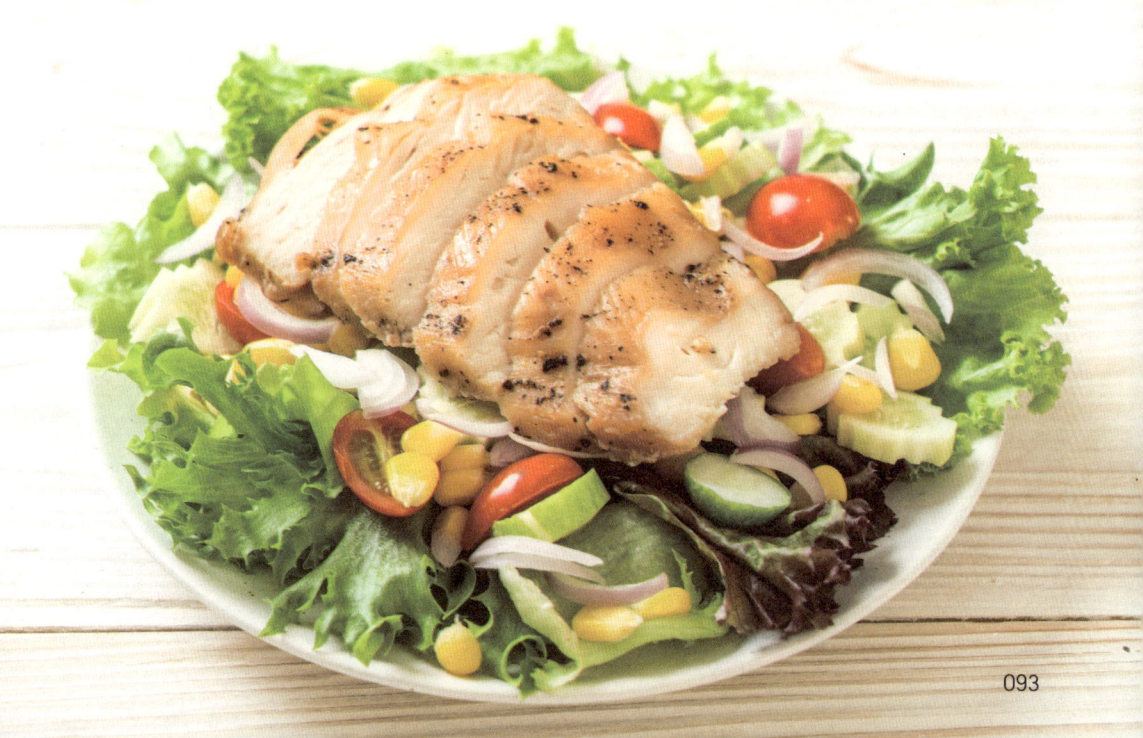

晚餐 热量约395千卡

蒸玉米·················· 100g

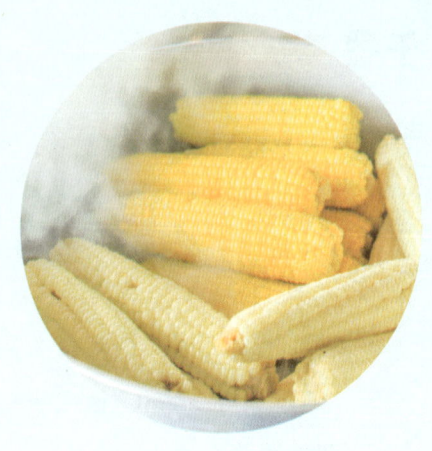

香煎豆腐

食材： 豆腐 150g，橄榄油 5mL，盐适量。

做法： 将豆腐切成小块，用平底锅加少许橄榄油轻煎至两面金黄，加盐调味。

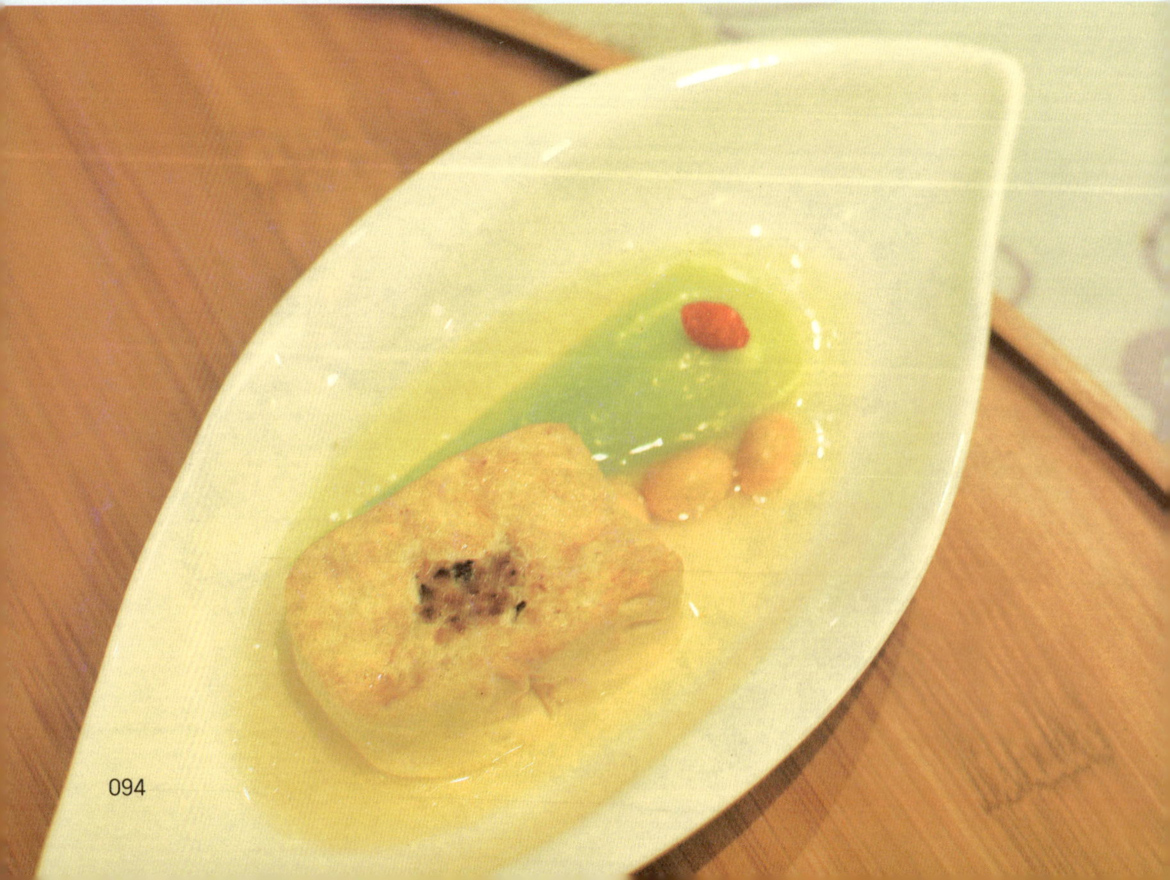

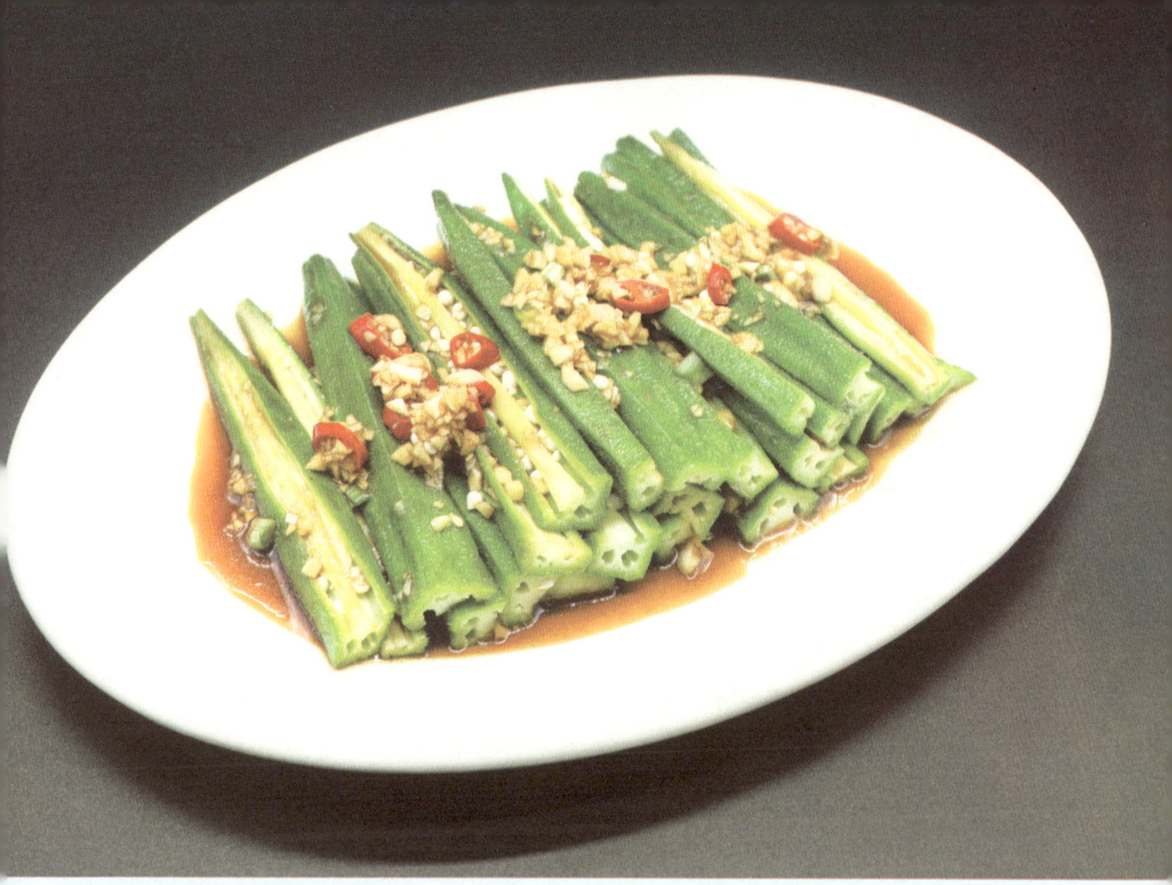

凉拌秋葵

食材：秋葵200g，蒜、小米椒、生抽、盐适量。

做法：将秋葵洗净，去掉蒂部。蒜切成细末备用。将秋葵放入沸水中焯烫至熟，然后捞出过冷水，沥干水分放入碗中，然后加入切好的蒜末、小米椒、少许生抽和盐。

加餐 热量约65千卡

猕猴桃·················· 100g

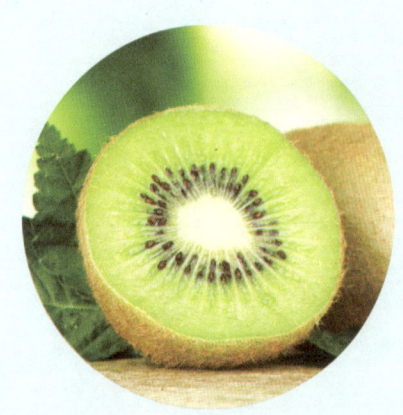

第四天

营养与美味同行

早餐：红薯富含碳水化合物、膳食纤维和维生素，能够提供持久的能量并促进肠道健康。豆浆是植物性蛋白质的良好来源，并且含有丰富的大豆异黄酮，对心血管健康有益。蓝莓能提供丰富的维生素C和抗氧化物质，有助于保护细胞免受氧化应激损伤。

午餐：米饭是主食，提供了必要的碳水化合物和能量。番茄炒蛋提供了优质蛋白质和维生素，尤其是番茄红素，它是一种强效的抗氧化剂。清炒豆芽则富含膳食纤维和维生素，有助于促进消化和预防便秘。

晚餐：排骨提供了高质量的蛋白质和钙质，有助于维持骨骼健康。玉米和胡萝卜则富含膳食纤维和维生素，尤其是维生素A，对视力健康有益。

加餐：小番茄富含维生素C和膳食纤维，同时热量很低，不会给断食日增加太多热量负担。

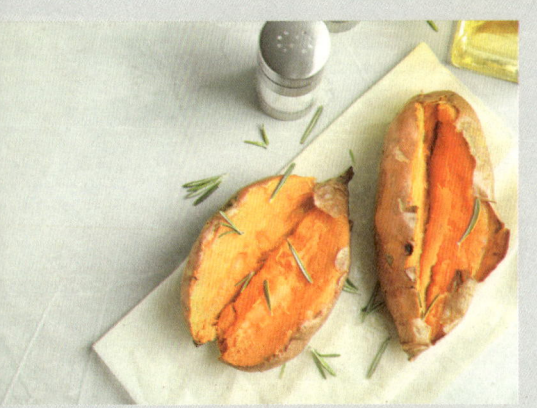

早餐 热量约270千卡

红薯·····················200g

豆浆·················· 250mL

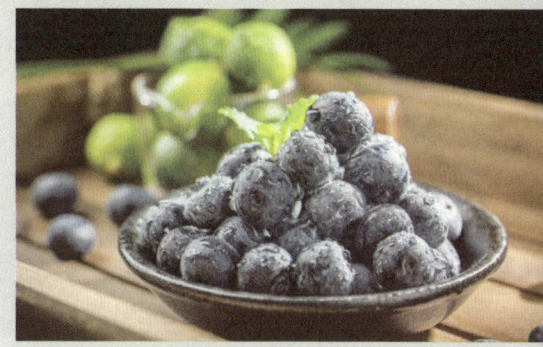

蓝莓·················· 100g

午餐 热量约580千卡

米饭·················· 120g

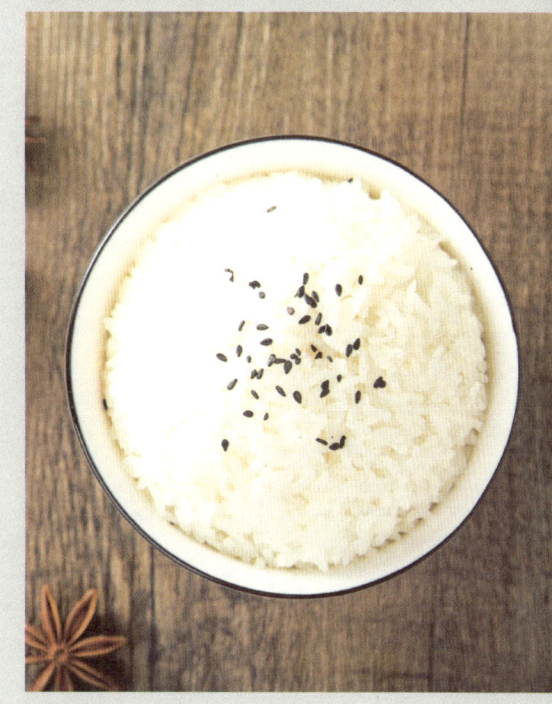

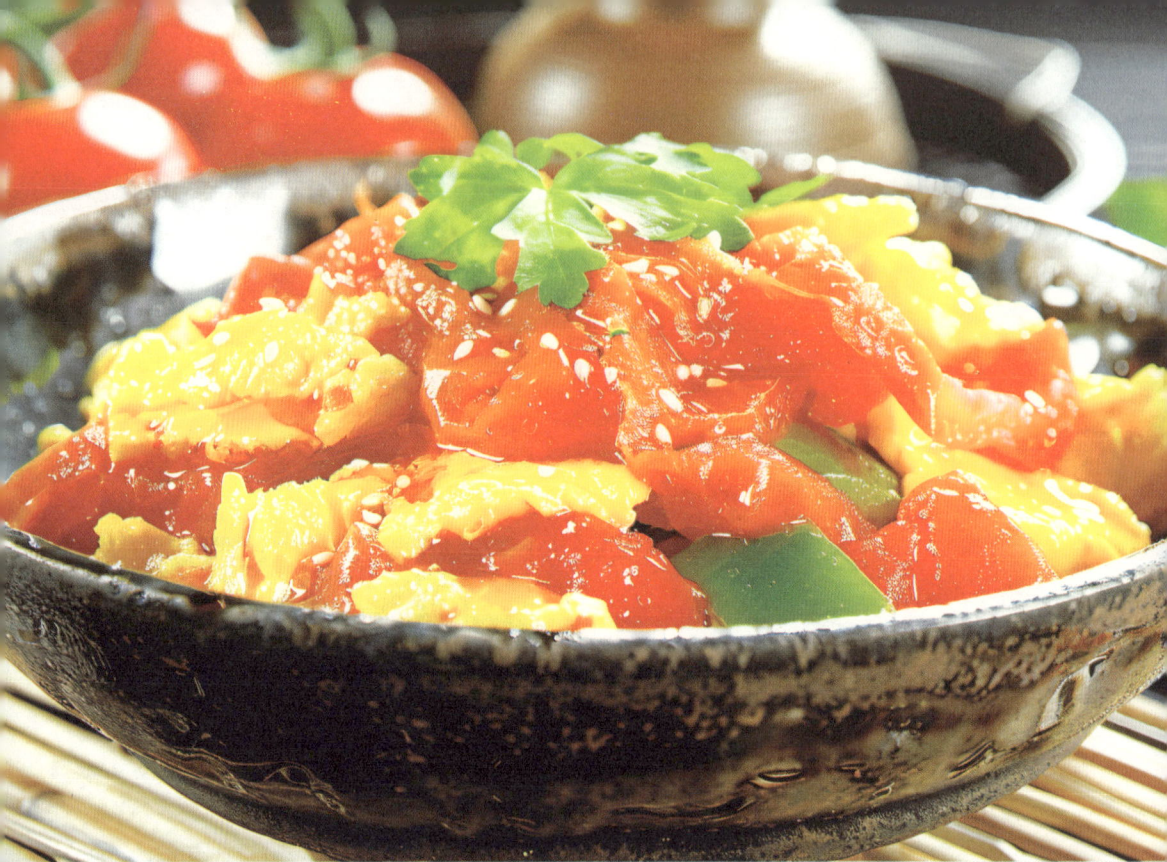

番茄炒蛋

食材：番茄300g，鸡蛋2个，盐、橄榄油少量。

做法：番茄洗净，切成小块备用，鸡蛋打入碗中，加入少许盐，搅拌均匀。平底锅预热，喷入少许橄榄油，油微热后，倒入鸡蛋液，翻炒至鸡蛋刚刚凝固，然后盛出备用。在同一个锅中，加入番茄块，翻炒至番茄开始出汁。将之前炒好的鸡蛋重新放入锅中，与番茄一起翻炒，可以再加少许盐调味。翻炒均匀后即可。

清炒豆芽

食材：豆芽400g，干辣椒、盐适量，橄榄油5mL。

做法：豆芽洗净，沥干水分备用。干辣椒切段备用。锅中加入5mL橄榄油，烧热后加入干辣椒段，小火煸炒出香味。加入豆芽，大火快速翻炒，使豆芽均匀受热。炒至豆芽断生后，加入适量盐调味，继续翻炒至豆芽完全熟透。

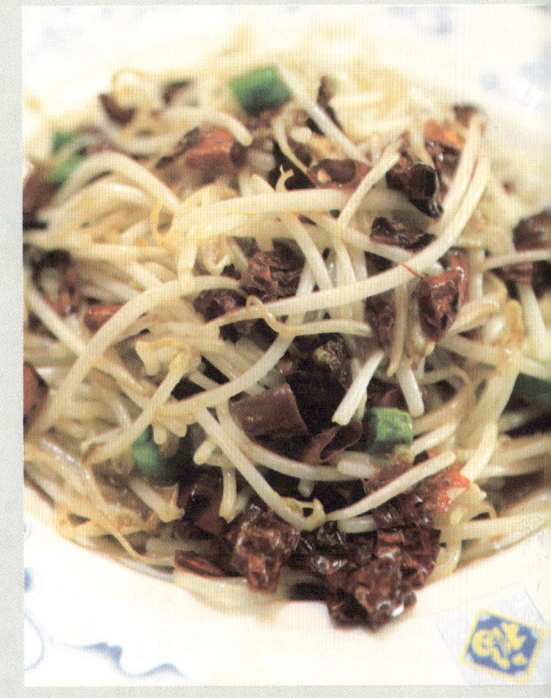

晚餐 热量约520千卡

排骨玉米汤

食材：排骨150g，玉米200g，胡萝卜100g，葱花、香菜、盐适量。

做法：排骨先用水浸泡30分钟，去除血水。锅中加入足量的水，放入排骨，大火煮开后撇去浮沫，转小火煮30分钟。玉米切段，胡萝卜切块，加入锅中，继续煮20分钟。根据个人口味加入适量盐调味。出锅前撒上葱花和香菜增香。

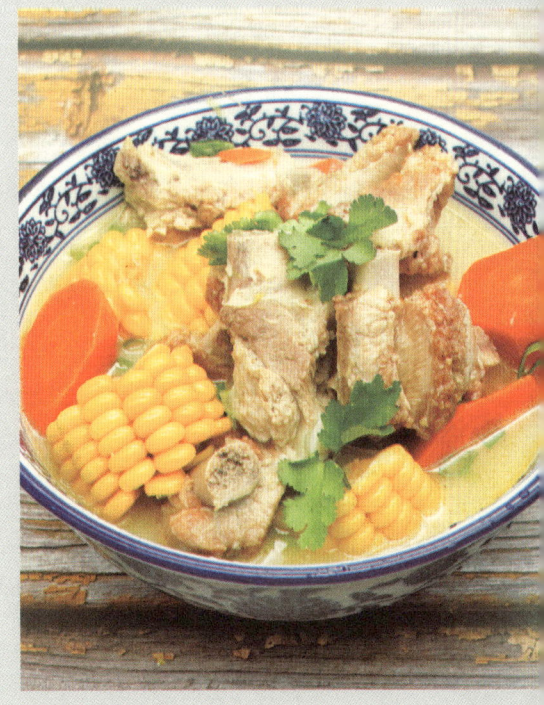

加餐 热量约45千卡

小番茄 ·················· 200g

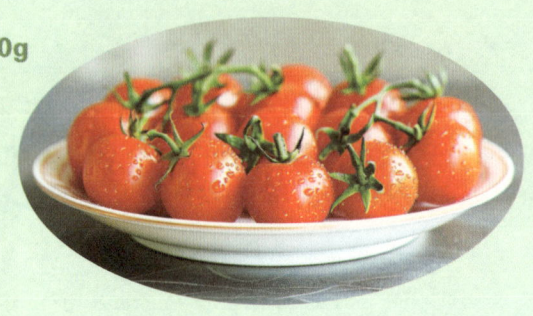

第五天

营养与美味同行

早餐：紫薯富含碳水化合物、膳食纤维和维生素，尤其是维生素A和维生素C，同时还含有丰富的花青素，这是一种强效的抗氧化剂。鸡蛋提供了优质蛋白质和B族维生素，黄瓜则提供了水分、膳食纤维和维生素K，有助于维持水分平衡和骨骼健康。

午餐：糙米饭富含碳水化合物、膳食纤维和B族维生素，有助于提供持久能量和维持消化系统健康。鸡腿提供高质量的蛋白质、铁和锌，对于肌肉生长和免疫系统健康非常重要。娃娃菜则提供膳食纤维和维生素C，有助于增强免疫力和预防便秘。

晚餐：芋头富含碳水化合物、膳食纤维和维生素，尤其是维生素C和维生素E，有助于保护细胞免受氧化应激损伤。豆腐海带汤提供了丰富的碘、钙和蛋白质，有助于维持甲状腺功能和骨骼健康。虾则富含高质量蛋白质、硒和Omega-3脂肪酸，对心血管健康有益。

加餐：油桃的热量较低，它富含维生素C、维生素A和膳食纤维，有助于增强免疫力和维持消化系统健康。

早餐 热量约280千卡

紫薯…………………… 75g
煎鸡蛋………………… 1个
黄瓜…………………… 140g

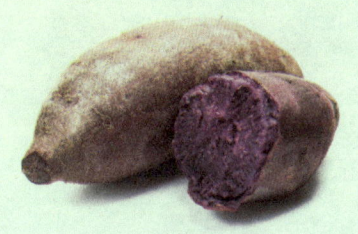

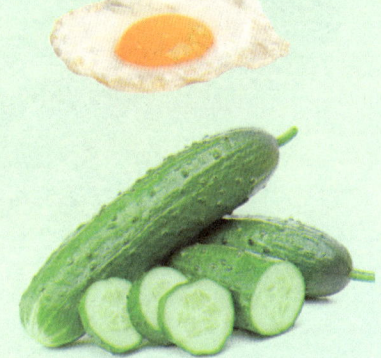

午餐 热量约486千卡

糙米饭

食材：糙米100g。

做法：将糙米提前浸泡2～3小时，然后放入电饭煲中，加入适量的水，煮熟即可。

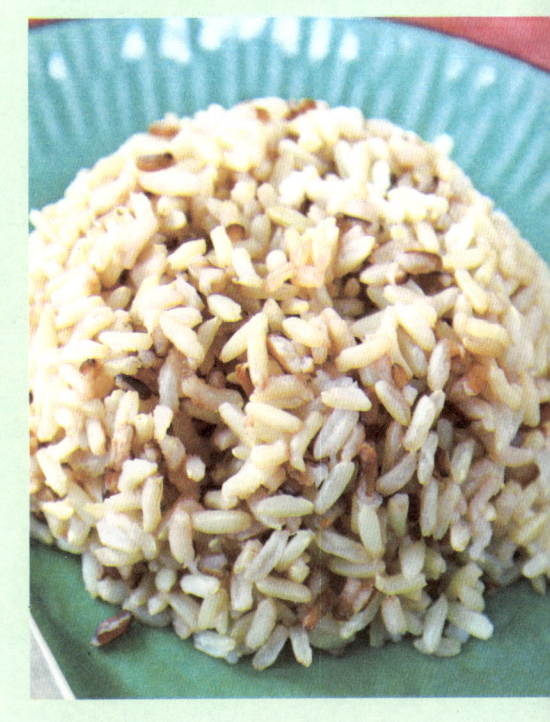

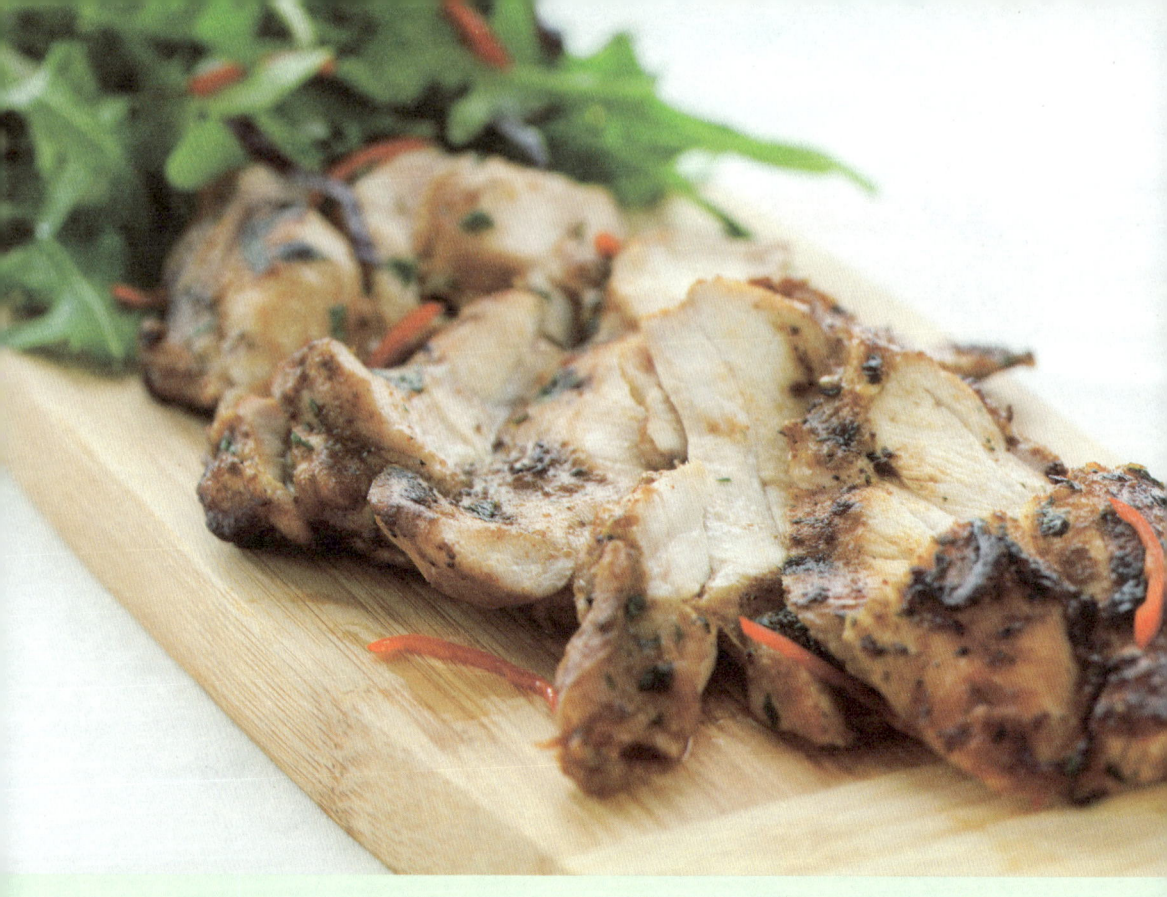

烤鸡腿

食材：鸡腿肉200g，生抽15mL，料酒15mL，姜片、蒜瓣若干，盐、黑胡椒适量，辣椒粉/五香粉/孜然粉（可选，根据个人口味添加）。

做法：鸡腿肉洗净，去皮，切成适合食用的大小。在碗中加入生抽、料酒、姜片、蒜瓣、盐、黑胡椒以及你喜欢的调料，如辣椒粉、五香粉或孜然粉，混合均匀后腌制鸡腿肉，腌制时间最好在30分钟以上，以便入味。预热空气炸锅至180℃。将腌制好的鸡腿肉放入空气炸锅中。设定时间为15～20分钟，中间可翻面一次，确保两面均匀受热。炸至表面金黄酥脆即可。

蒜蓉娃娃菜

食材： 娃娃菜200g，蒜3瓣，橄榄油5mL，盐适量。

做法： 娃娃菜清洗干净，切成适当大小的段。蒜瓣切成蒜末。锅烧热后，倒入橄榄油。放入蒜末，小火煸炒出香味。加入切好的娃娃菜，大火快速翻炒，使其均匀受热。炒至娃娃菜稍微变软，加入适量盐调味。继续翻炒至娃娃菜完全熟透即可出锅。

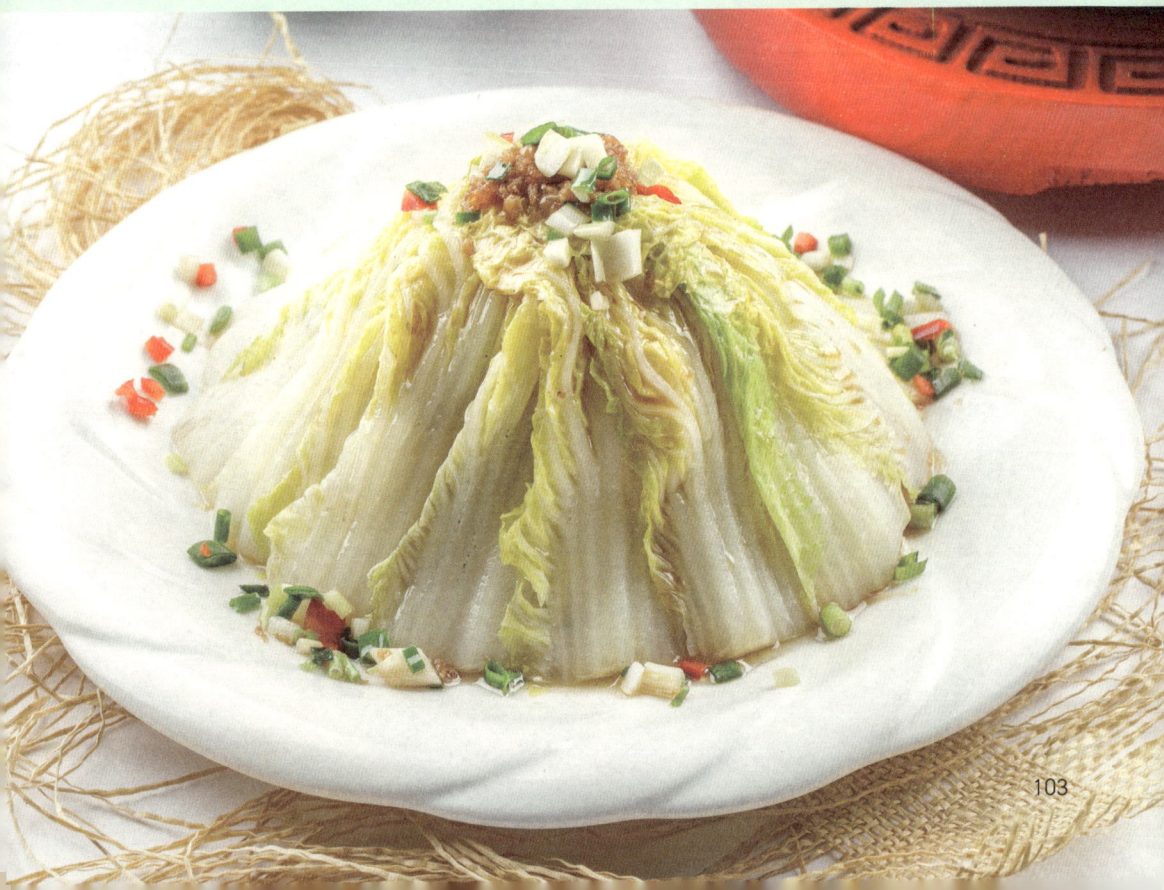

晚餐 热量约540千卡

蒸芋头……………… 200g

豆腐海带汤

食材：豆腐200g，干海带50g，葱花、姜末、盐适量，鸡精/味精少许（可选）。

做法：将干海带提前泡发，洗净表面的盐分和杂质。锅中加入足量的清水，大火烧开。放入切好的海带，煮约5分钟，让海带的鲜味充分融入汤中。加入豆腐块，继续煮约5分钟。调入适量的盐，根据个人口味调整。撒入葱花和姜末，搅拌均匀后即可关火。

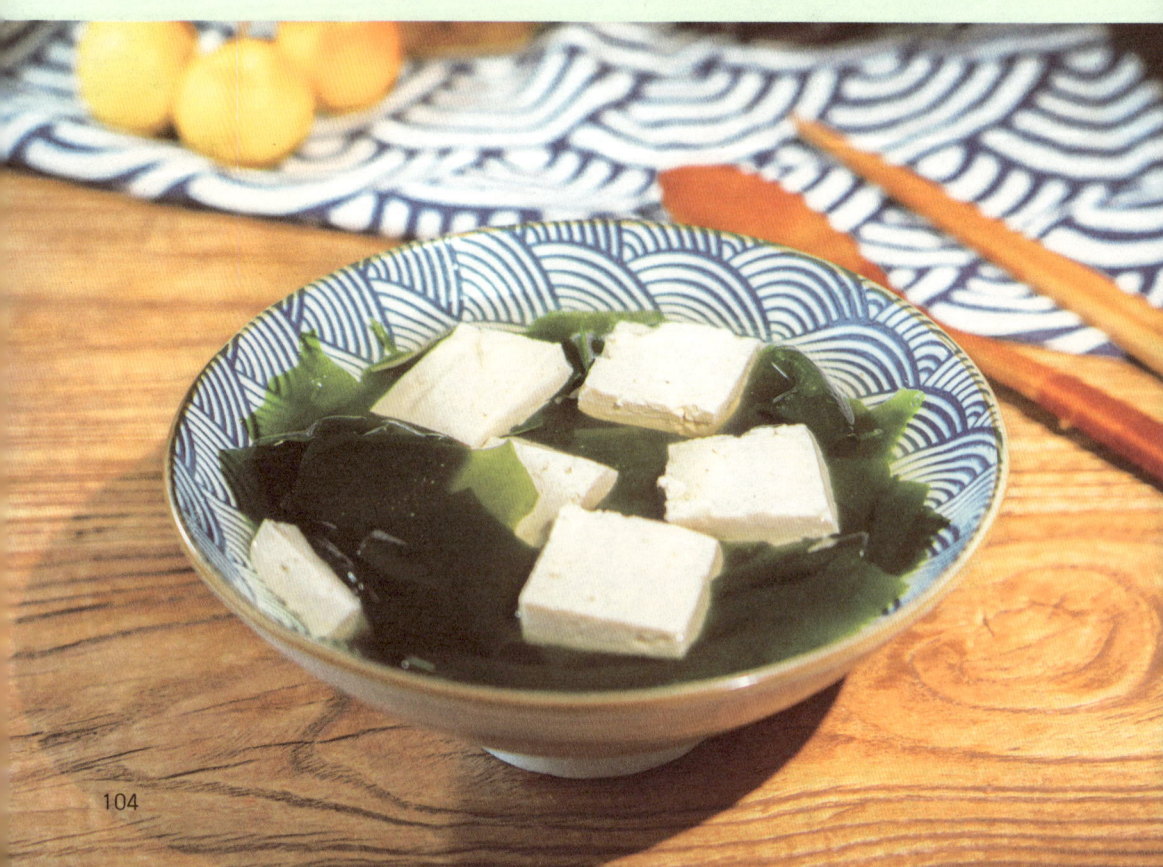

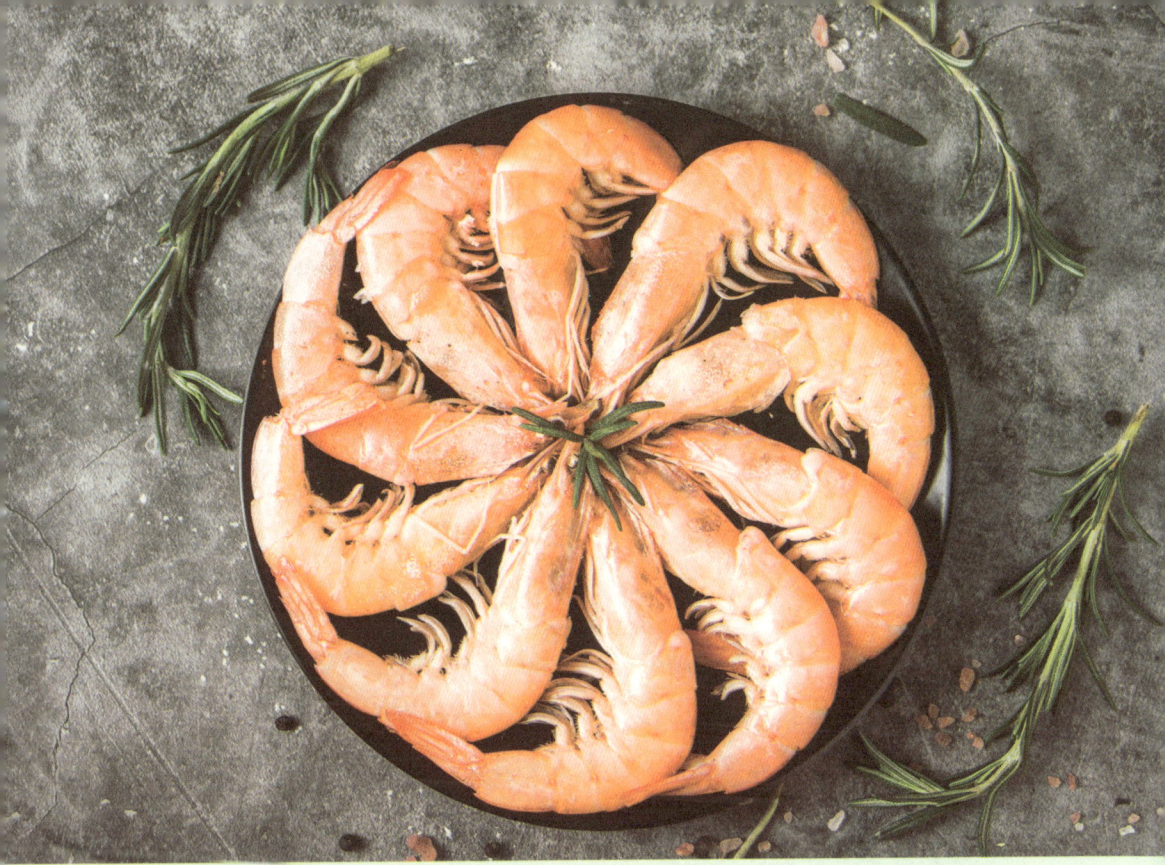

水煮虾

食材： 虾200g，姜片若干，青葱2～3段，料酒15mL，盐适量，白胡椒粉少许。

做法： 准备一锅水，加入姜片、青葱段和料酒，大火煮沸。当水完全煮沸后，加入适量的盐和白胡椒粉调味。将新鲜虾洗净，剪去虾须和尖锐的部分（以防吃的时候扎嘴），然后放入锅中。用中火煮虾，直到虾变成粉红色并且完全熟透。煮的时间不宜过长，以免虾肉变老。一般来说，小虾煮2～3分钟，大虾煮3～5分钟即可。

加餐 热量约65千卡

油桃·····················150g

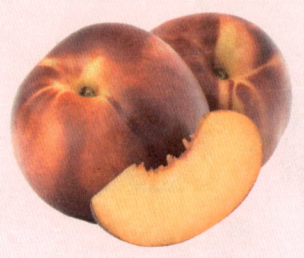

第六天

营养与美味同行

早餐：南瓜富含碳水化合物、膳食纤维和维生素A，对视力健康和皮肤黏膜的完整性维护有重要作用。酸奶是优质的蛋白质和钙来源，同时含有益生菌，有助于肠道健康。苹果提供了丰富的维生素C和膳食纤维，有助于增强免疫力和促进消化系统健康。

午餐：米饭是主食，提供了必要的碳水化合物和能量。鲈鱼富含高质量蛋白质、Omega-3脂肪酸和维生素D，对心脑血管健康和骨骼发育有益。木耳则提供了丰富的膳食纤维、铁和维生素K，有助于预防贫血和促进血液凝固。

晚餐：苦瓜虾仁提供了丰富的蛋白质、维生素和矿物质，尤其是苦瓜中的维生素C和虾仁中的硒元素，都有助于增强免疫力。韭菜鸡蛋则提供了蛋白质、维生素A和叶酸，对视力健康和红细胞生成有重要作用。

加餐：香蕉富含维生素B_6、钾和碳水化合物，有助于维持神经系统的正常功能和肌肉收缩。

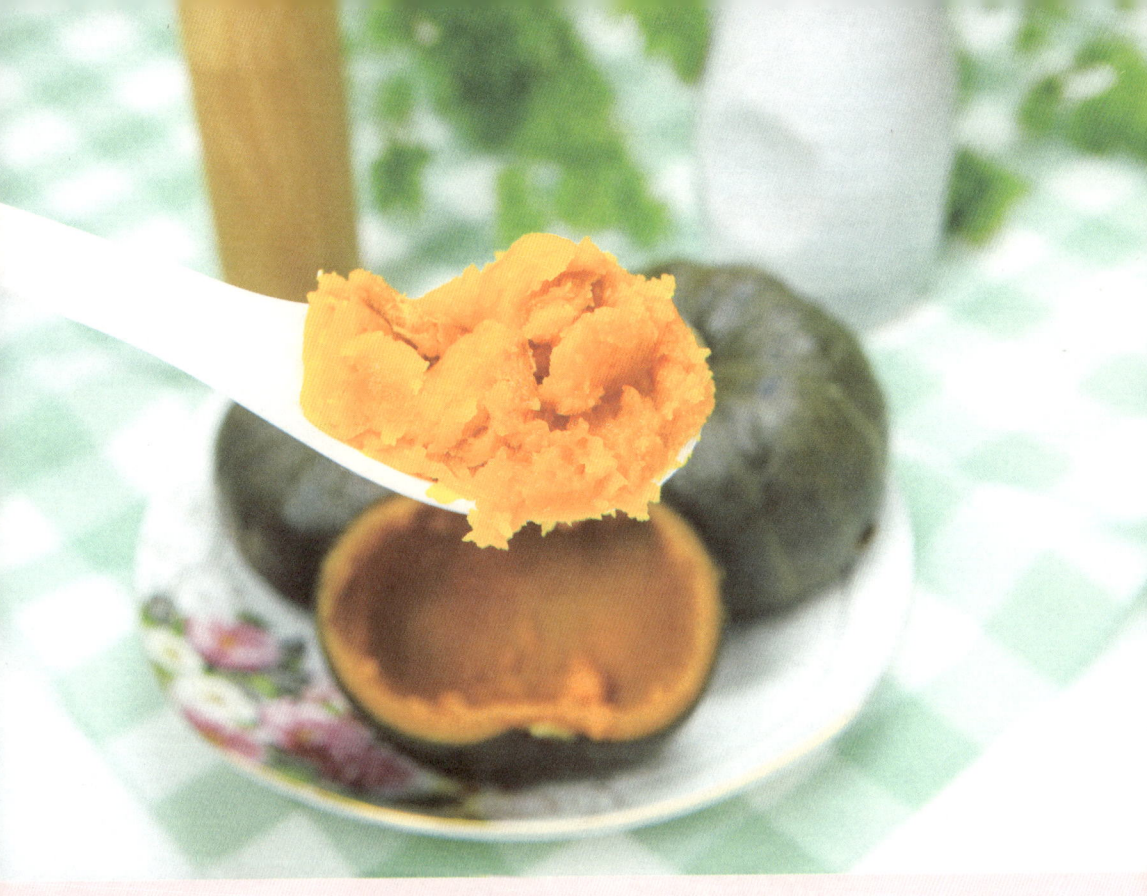

早餐 热量约352千卡

蒸南瓜

食材： 贝贝南瓜150g。

做法： 贝贝南瓜清洗干净。将南瓜切块放入蒸锅中，用中火蒸，用筷子或刀尖能轻易插入南瓜中即可。

酸奶·········· 200mL
苹果·········· 180g

午餐 `热量约510千卡`

米饭·················· 120g

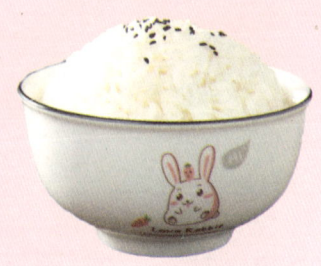

清蒸鲈鱼

食材：鲈鱼300g，葱、姜、香菜适量，蒸鱼豉油。

做法：鲈鱼洗净，去鳞去内脏，在鱼身上划几刀，方便入味。姜切片，葱切段，放在鱼身上。蒸锅加水烧开，将鱼放入蒸锅中，盖上盖子，大火蒸10~15分钟，直到鱼熟透。取出鱼，淋上少许蒸鱼豉油，撒上葱花、香菜即可。

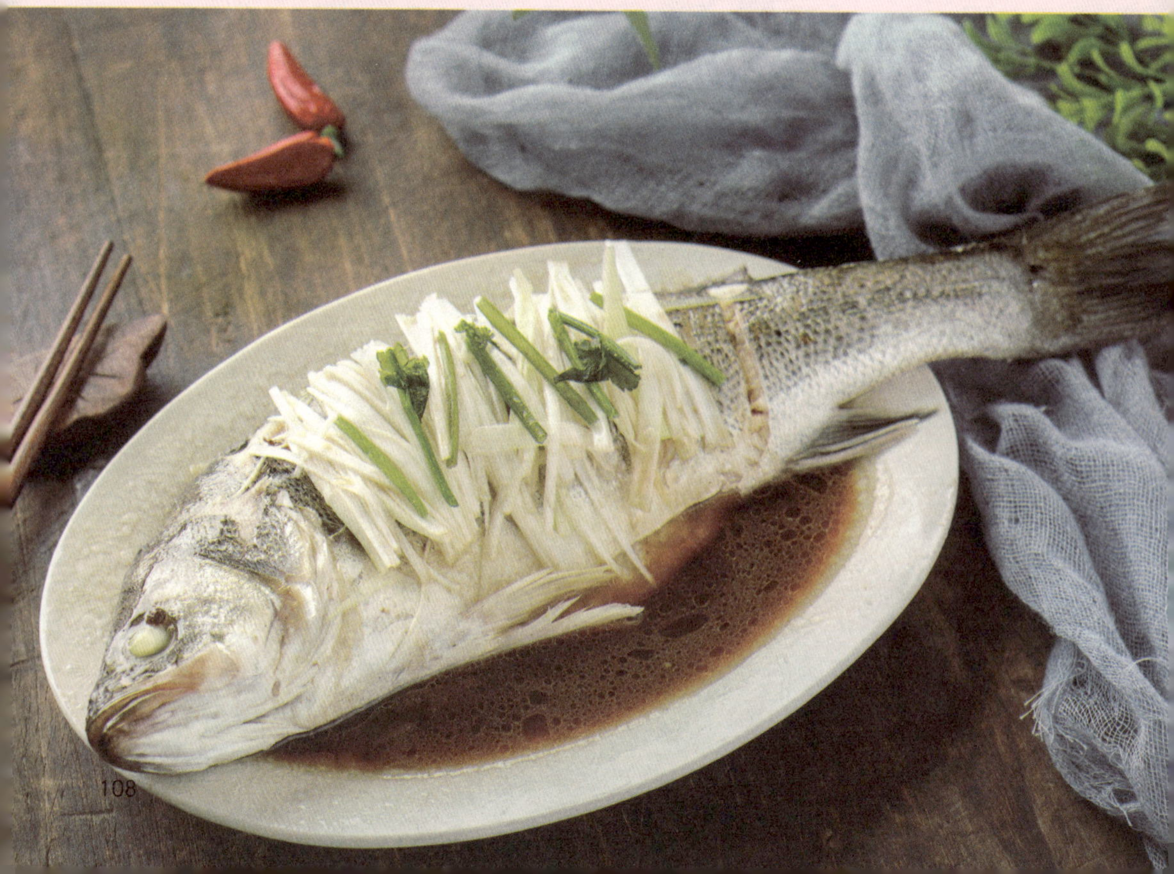

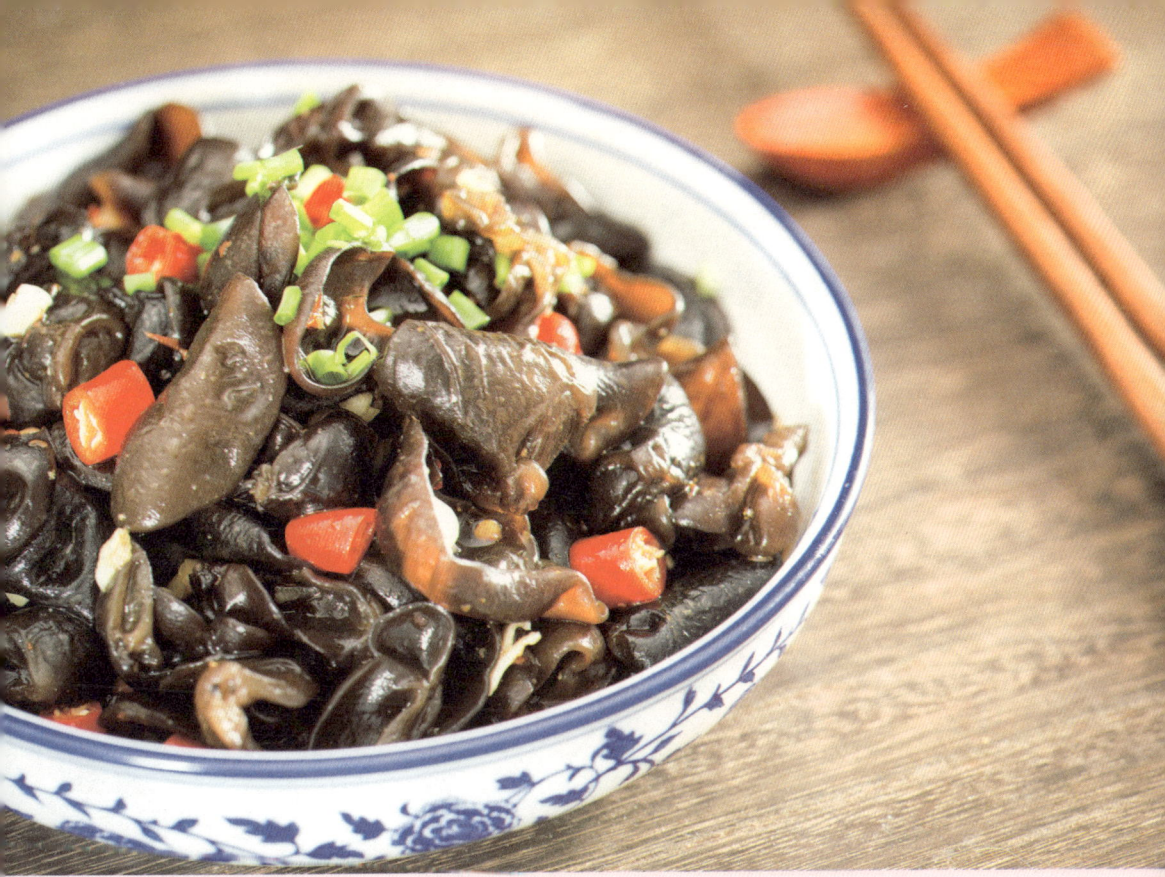

凉拌木耳

食材：干木耳20g，小米椒1~2个（可选），大蒜2瓣，生抽、香醋适量，盐少许。

做法：将干木耳放入温水中泡发，大约需要30分钟至1小时，直到木耳完全变软。泡发好的木耳用清水冲洗干净。小米椒切小段，大蒜切末备用。在锅中加入适量清水，烧开后放入泡发好的木耳，煮3~5分钟至木耳熟透。捞出木耳，过冷水后沥干水分，放入大碗中。加入切好的小米椒、大蒜末。淋上生抽、香醋，撒上少许盐，搅拌均匀即可。

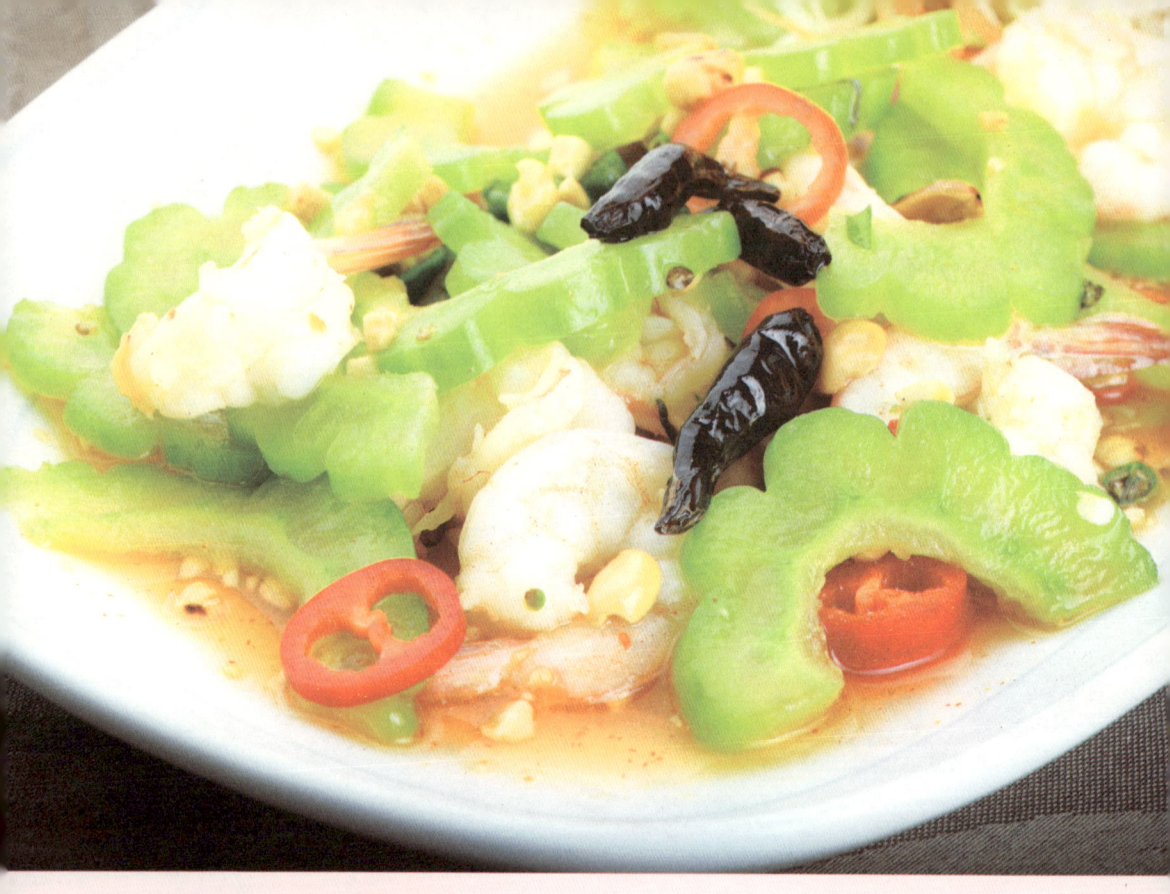

晚餐 热量约550千卡

苦瓜虾仁

食材：苦瓜200g，虾仁150g，橄榄油5mL，大蒜2瓣（切末）、干辣椒、盐、黑胡椒适量。

做法：苦瓜洗净，去籽后切成薄片。虾仁清洗干净，用厨房纸巾吸干水分。在炒锅中加入橄榄油，中火预热。加入大蒜末，翻炒至微金黄色。加入虾仁，快速翻炒至两面微微发红。放入苦瓜片，继续翻炒至苦瓜稍微软化。放入适量的盐和黑胡椒，翻炒均匀。炒至虾仁完全熟透，苦瓜呈透明状即可出锅。可适量加入辣椒圈和干辣椒。

韭菜鸡蛋

食材：韭菜 100g，鸡蛋 1 个，橄榄油少许，盐适量。

做法：韭菜洗净，切成小段备用。鸡蛋打入碗中，加入少许盐，搅拌均匀。在平底锅中加入少许橄榄油，中火预热。倒入搅拌好的鸡蛋液，用小火慢慢煎至鸡蛋凝固成形，然后翻炒成小块状，盛出备用。在同一个锅中加入切好的韭菜段，翻炒至韭菜稍微软化。倒入炒好的鸡蛋块，与韭菜一起翻炒均匀。加入适量盐调味，继续翻炒至韭菜完全熟透即可出锅。

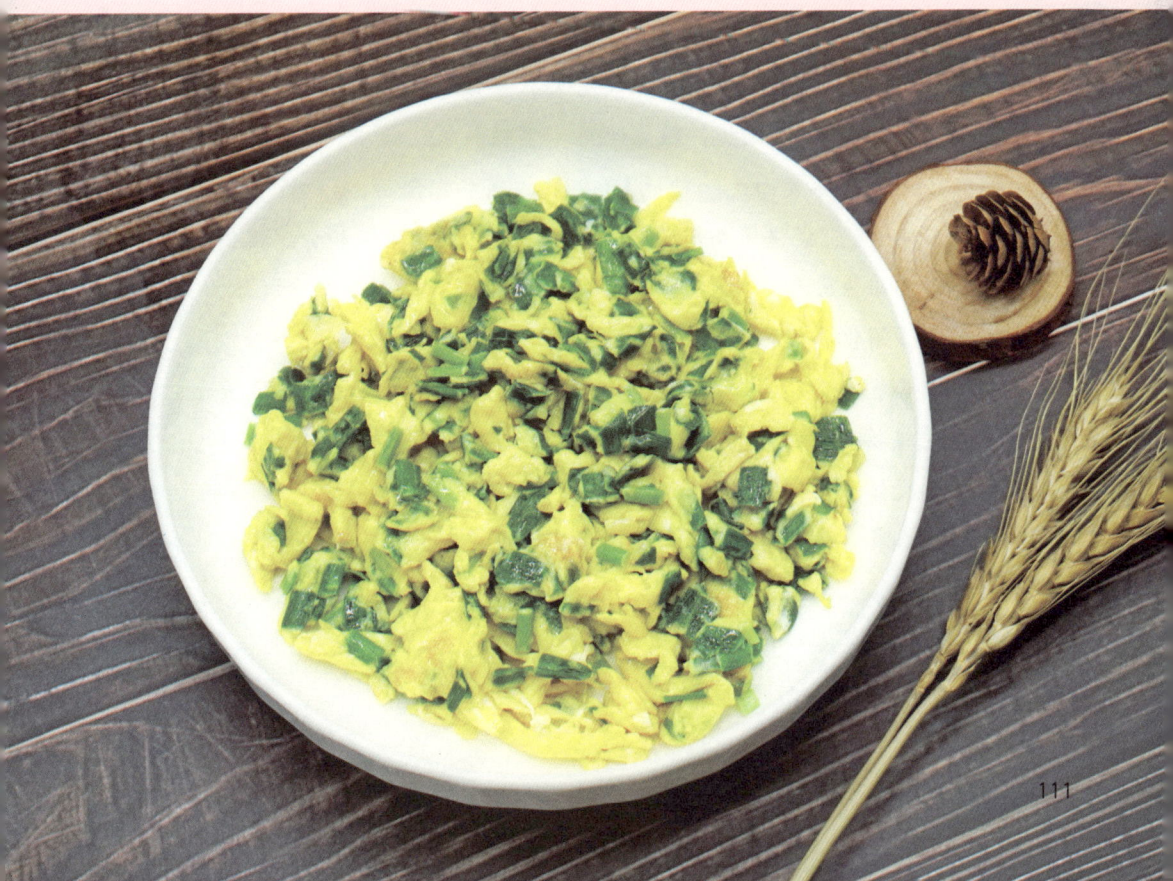

加餐 热量约50千卡

香蕉·················· 50g

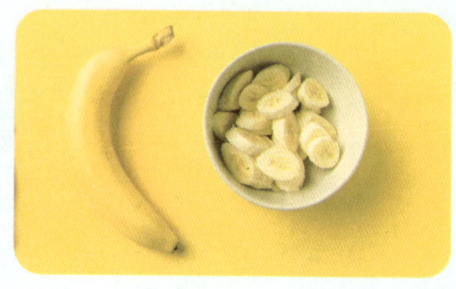

第七天

营养与美味同行

　　早餐：土豆能提供丰富的碳水化合物和膳食纤维。豆浆是植物性蛋白质的优质来源，并且含有大豆异黄酮等对人体有益的植物化合物。小番茄则提供维生素C和其他抗氧化物质。

　　午餐：荞麦面是一种低GI指数的碳水化合物，有助于稳定血糖水平。虾提供了高质量蛋白质和低脂肪。红辣椒和青葱提供额外的维生素和矿物质。卷心菜富含维生素、矿物质和膳食纤维，有助于消化和预防便秘。

　　晚餐：番茄富含维生素C和番茄红素，具有抗氧化作用。豆腐是植物性蛋白质的极佳来源，同时含有钙和镁等矿物质。娃娃菜则提供了膳食纤维和维生素。

　　加餐：酸奶富含蛋白质、钙和益生菌，有助于肠道健康。

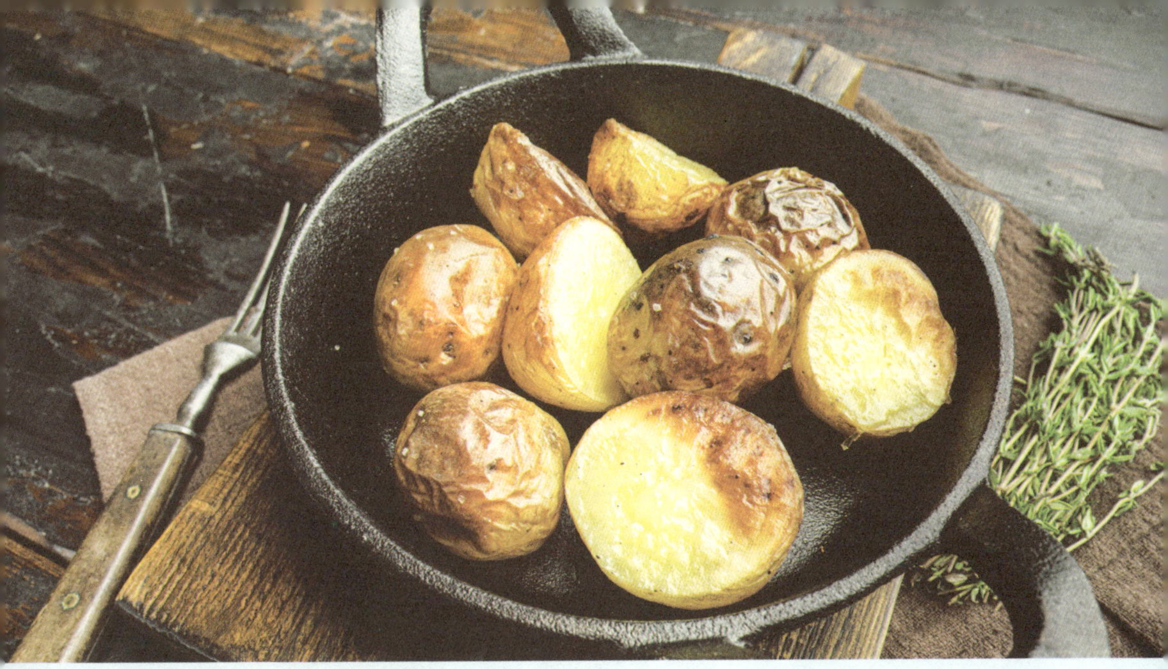

早餐 热量约260千卡

烤土豆

食材： 土豆150g，橄榄油5mL，盐、黑胡椒适量。

做法： 将土豆切块，先用盐水煮至部分熟透，然后捞出并控干水分，接着放入加有橄榄油、盐、黑胡椒的碗中搅拌，使土豆块均匀沾上调味料。然后将土豆块放置在烤盘上，可以在预热至200℃的烤箱中烤制20～30分钟，或使用空气炸锅，在180～220℃下烤15～30分钟，其间可根据需要翻面，以使土豆块受热均匀。

豆浆·················200mL　　小番茄·················150g

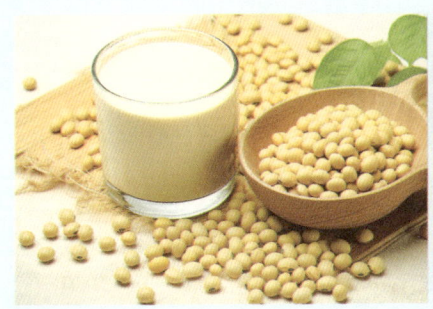
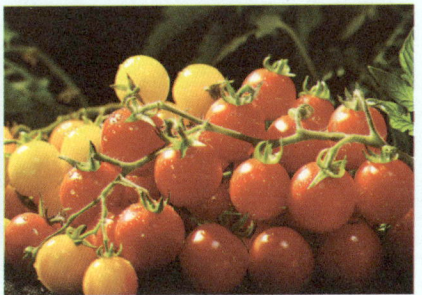

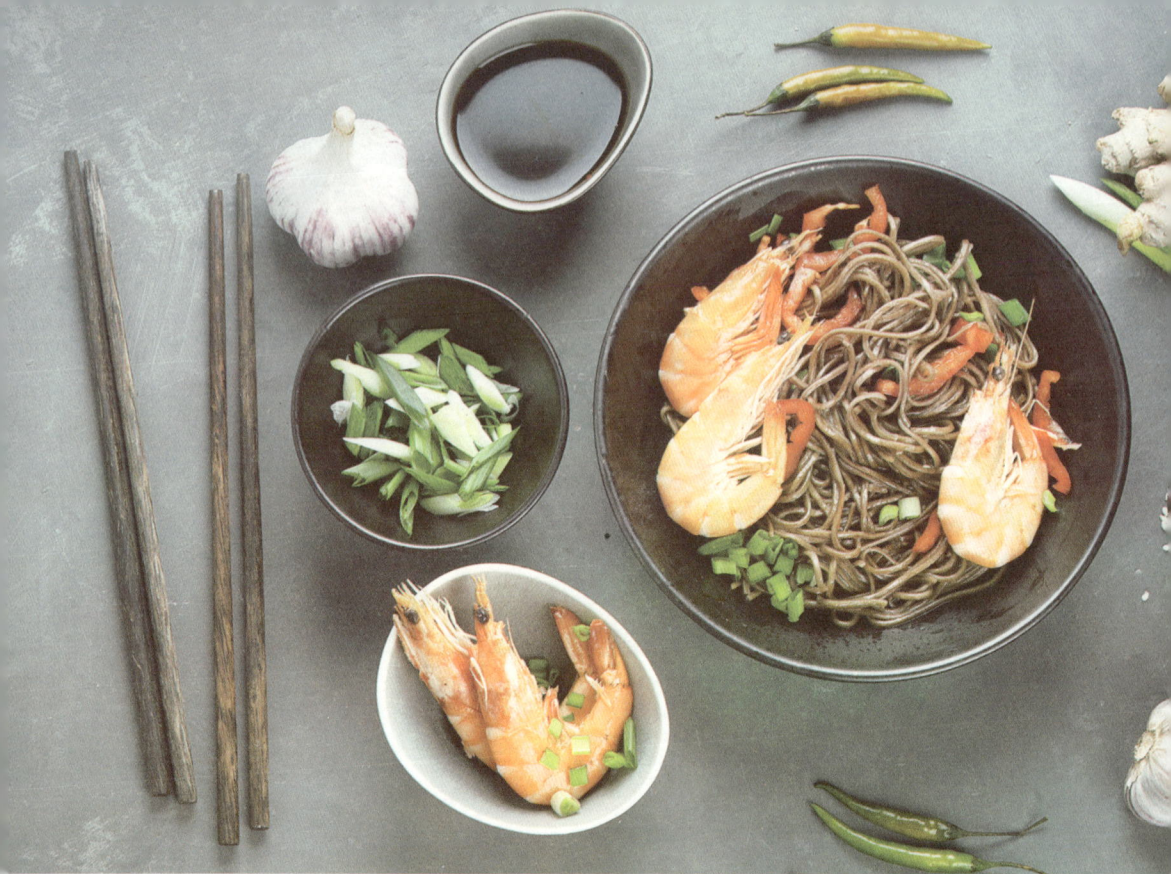

午餐 热量约500千卡

鲜虾荞麦面

食材：荞麦面100g，虾100g，青葱、红辣椒、盐、黑胡椒少许。

做法：虾清洗干净，红辣椒切丝，青葱切段。锅中烧水，水开后放入荞麦面煮熟，保持面的口感，不能过软。在面快熟时，将虾放入锅中烫熟，避免过熟。将面和虾捞出，放盐调味，可加酱油或味增汤，撒上红辣椒丝和青葱段即可。

白灼生菜

食材：生菜200g，盐、生抽、蚝油适量。

做法：将生菜撕成块状，并清洗干净。烧开半锅水，加入适量的盐和油，然后将生菜放入开水中焯制1分钟左右，捞出后，沥干。准备浇汁。在小碗中放入生抽、蚝油、盐，再加入适量开水，然后倒入锅中加热2分钟后淋在生菜上即可。

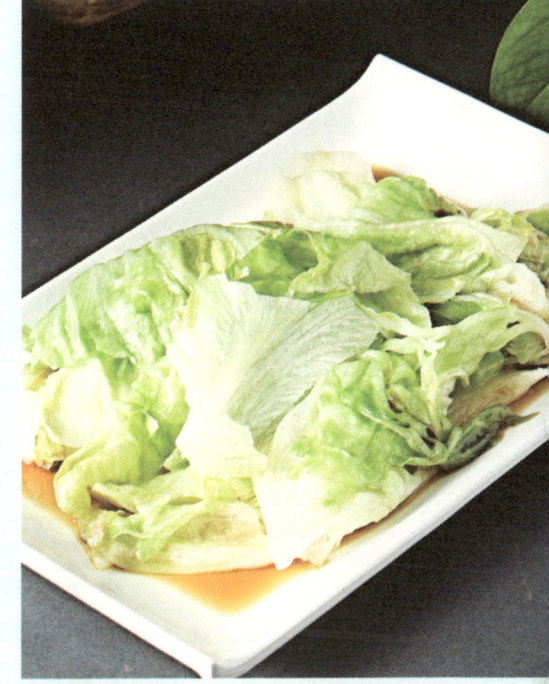

晚餐 热量约505千卡

番茄豆腐汤

食材：番茄200g，豆腐200g，娃娃菜200g，橄榄油5mL，葱花、盐胡椒粉适量。

做法：番茄洗净切块，豆腐切小块备用。锅中加入橄榄油，烧热后加入葱花炒香。加入番茄块，翻炒至出汁，捣碎。加入适量清水，大火煮开后转小火煮5分钟。加入豆腐块，继续煮5分钟。加入盐和胡椒粉调味即可。

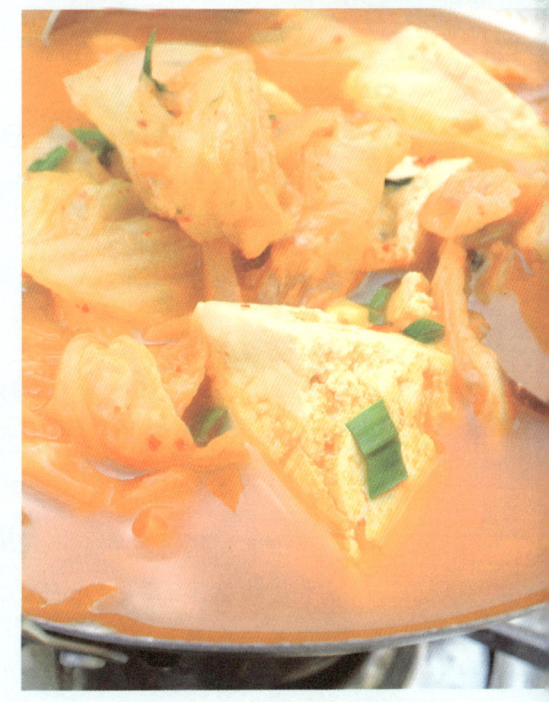

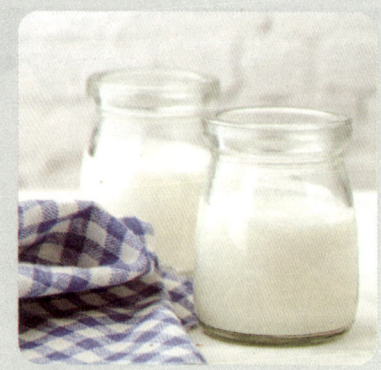

加餐 热量约70千卡

酸奶 ················· 100mL

第八天

营养与美味同行

早餐：芋头富含碳水化合物、膳食纤维和维生素，为身体提供能量并促进肠道健康。牛奶是蛋白质和钙的优质来源，对骨骼健康至关重要。黄瓜则含有96%的水分，清爽解渴，同时还含有一定量的维生素C、钾等营养成分。

午餐：杂粮馒头比普通的白面馒头含有更多的膳食纤维和维生素，有助于控制血糖和增加饱腹感。猪里脊肉提供高质量的蛋白质和必需的脂肪酸。青椒富含维生素C，有助于提高免疫力。生菜则提供丰富的维生素和矿物质，尤其是叶绿素和膳食纤维，对消化系统健康有益。

晚餐：海带排骨汤结合了海带的碘元素和排骨的钙质，有助于维持正常的甲状腺功能和骨骼健康。玉米则提供碳水化合物和一定量的膳食纤维，为身体提供能量并促进肠道蠕动。

加餐：核桃富含不饱和脂肪酸、蛋白质和纤维以及多种维生素和矿物质，尤其是Omega-3脂肪酸和抗氧化物质，对心脑血管健康和抗衰老有益。

早餐 热量约270千卡

蒸芋头……………… 200g
牛奶………………… 200mL
黄瓜………………… 200g

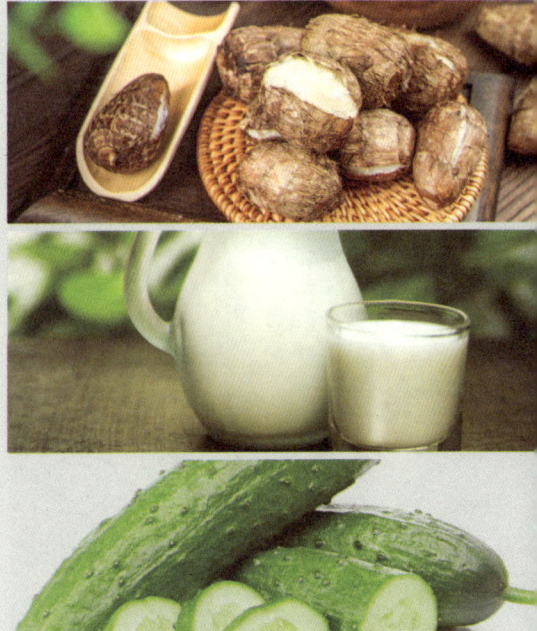

午餐 热量约503千卡

杂粮馒头…………… 100g

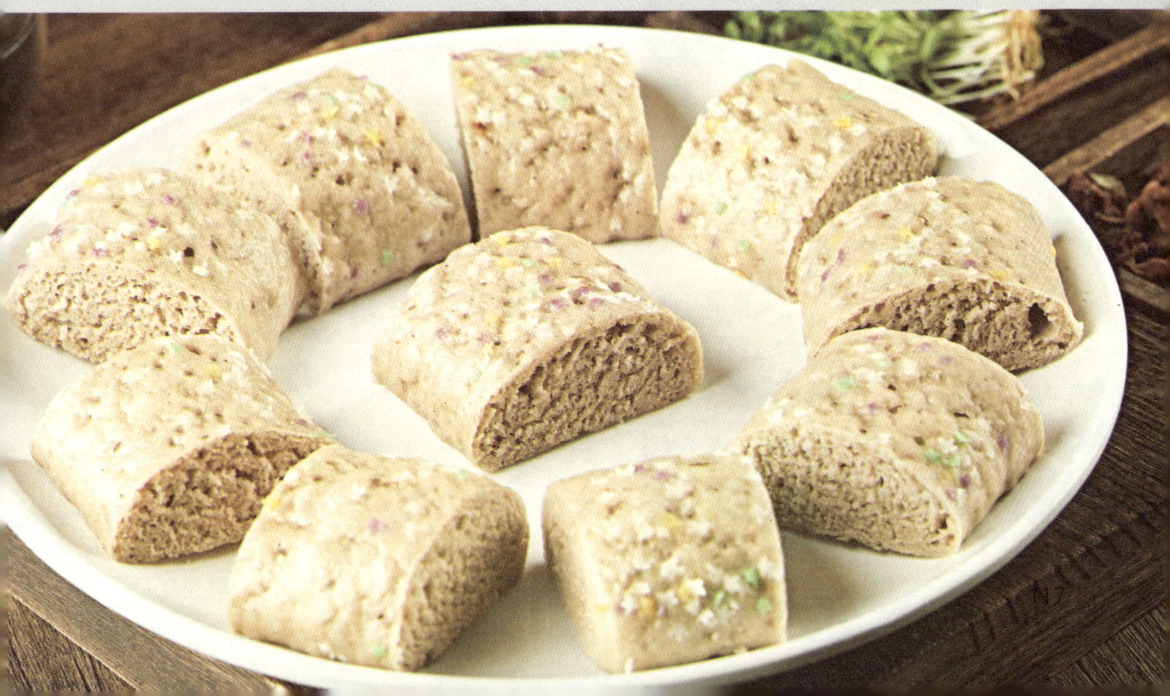

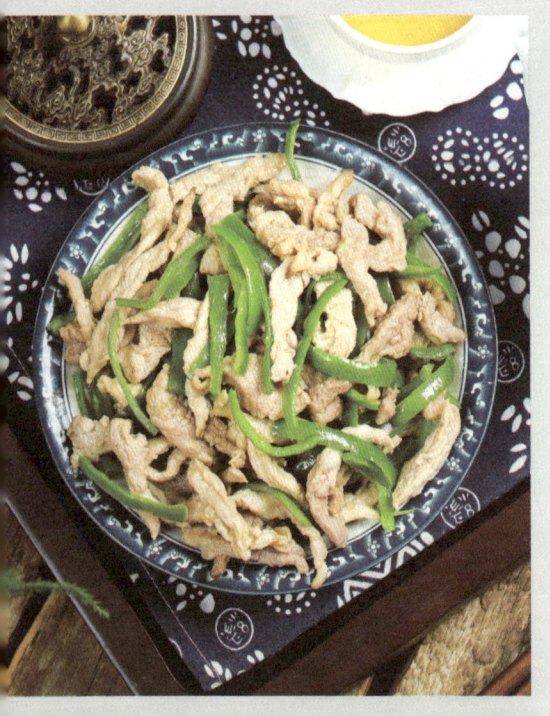

青椒炒肉丝

食材： 青椒 200g，猪里脊肉 150g，橄榄油 5mL，大蒜 2 瓣，盐、胡椒粉适量。

做法： 青椒去籽切丝，猪里脊肉切成细丝备用。大蒜切碎。锅中加入橄榄油，烧热后加入切碎的大蒜炒香。加入猪肉丝，中火翻炒至肉丝变色。加入青椒丝，继续翻炒至青椒断生。加入盐和胡椒粉调味，翻炒均匀后即可出锅。

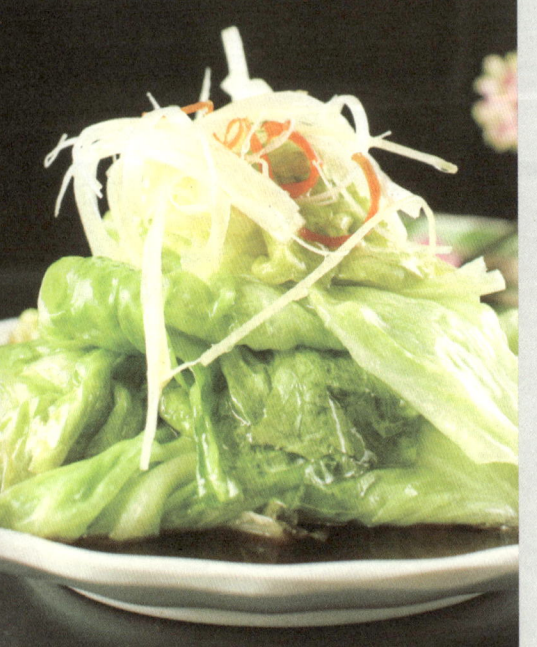

白灼生菜

食材： 生菜 400g，生抽、蚝油、盐、油、蒜末适量。

做法： 将生菜清洗干净。烧开半锅水，加入适量的盐和油，然后将生菜放入开水中焯制 1 分钟左右，捞出后，沥干。准备浇汁。在小碗中放入生抽、蚝油、盐，再加入适量开水，然后倒入锅中加热 2 分钟后淋在生菜上即可。

晚餐 热量约557千卡

海带排骨汤

食材： 干海带 50g，排骨 200g，姜片 3～4 片，盐适量。

做法： 海带用清水泡发，然后洗净切段。排骨洗净后，用刀顺骨切开，或根据需要剁成小段。锅中加入适量清水，放入排骨和姜片，大火煮开。撇去浮沫，转小火慢炖。当排骨炖至七八分熟时，加入泡发好的海带段。继续小火慢炖，直至排骨和海带都炖熟。加入适量盐调味，关火后即可享用。

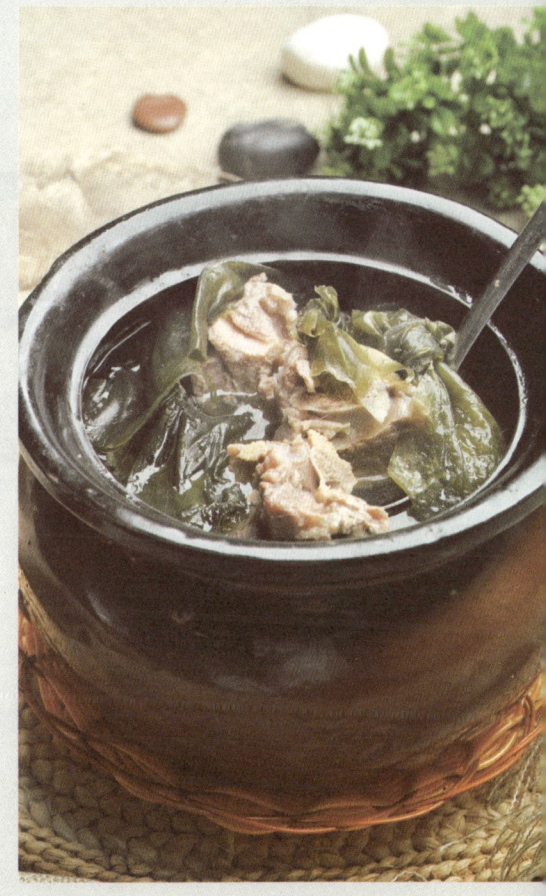

蒸玉米……………………… 50g

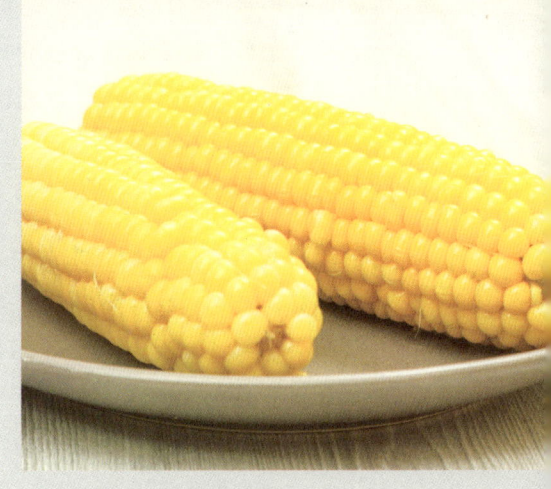

加餐 热量约40千卡

核桃·················· 10g

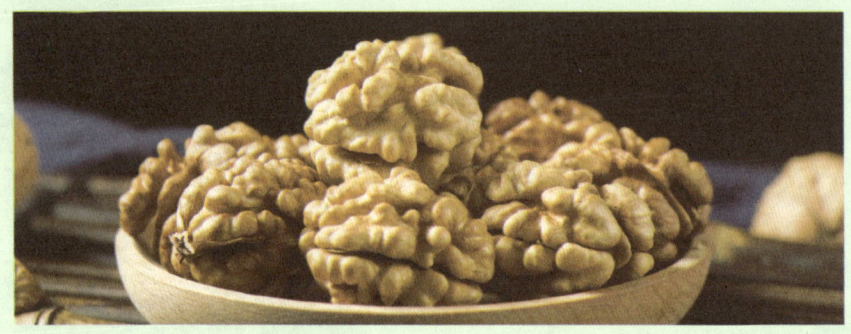

第九天

营养与美味同行

早餐：玉米提供碳水化合物和膳食纤维，有助于维持肠道健康并提供持久的能量。鸡蛋是优质蛋白质和B族维生素的重要来源，对于身体的修复和成长至关重要。小番茄则富含维生素C和抗氧化物质，有助于增强免疫力。

午餐：糙米饭富含膳食纤维和维生素。鸡胸肉提供高质量的蛋白质。生菜、小番茄、黄瓜则提供了丰富的维生素和矿物质，以及额外的膳食纤维。

晚餐：土豆提供碳水化合物和膳食纤维。芹菜炒牛肉结合了芹菜的膳食纤维和牛肉的优质蛋白质，以及铁、锌等矿物质。金针菇则富含氨基酸和微量元素，同时具有低热量的特点。

加餐：西瓜富含水分和维生素，尤其是维生素C，有助于消暑解渴并维持皮肤健康。

早餐 热量约232千卡

蒸玉米·················· 50g
水煮蛋·················· 2个
小番茄·················· 150g

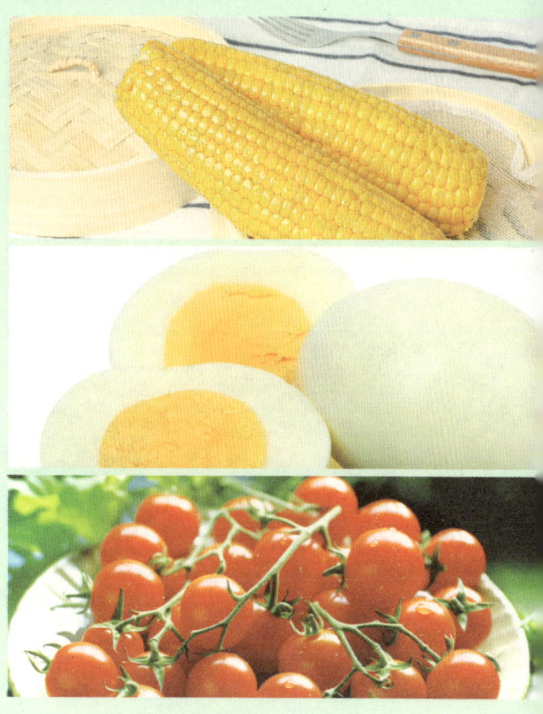

午餐 热量约562千卡

糙米饭

食材： 糙米100g。
做法： 将糙米提前浸泡2～3小时，然后放入电饭煲中，加入适量的水，煮熟即可。

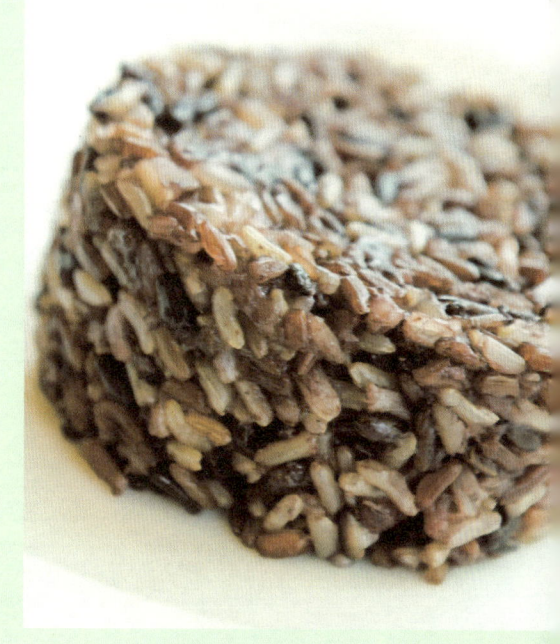

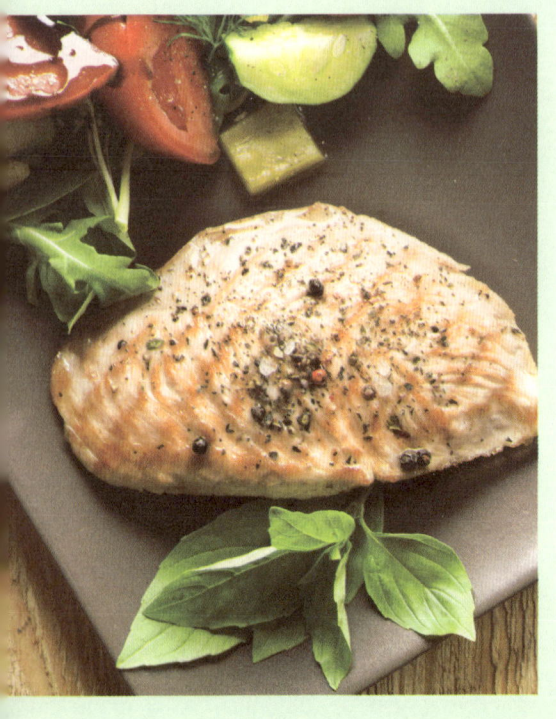

香煎鸡胸肉

食材：鸡胸肉240g，橄榄油5mL，生抽、料酒、蒜片、姜丝适量，胡椒粉少许。

做法：将鸡胸肉洗净，撒上蒜片、姜丝，倒入生抽和料酒，撒上胡椒粉，抓拌均匀后腌制半小时。腌好之后起锅烧油，待油温适中时，放入鸡胸肉，小火慢煎。煎制过程中注意翻面，确保两面均匀受热，煎至鸡胸肉表面金黄且熟透。

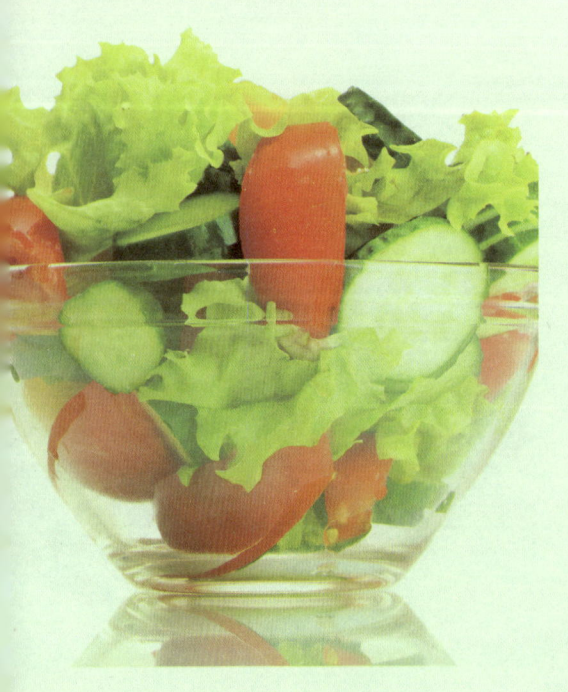

蔬菜沙拉

食材：生菜50g，小番茄50g，黄瓜50g，橄榄油5mL，柠檬汁适量。

做法：洗净生菜、小番茄和黄瓜，切成适当大小的块状。放入碗中，加入橄榄油和柠檬汁，轻轻拌匀。

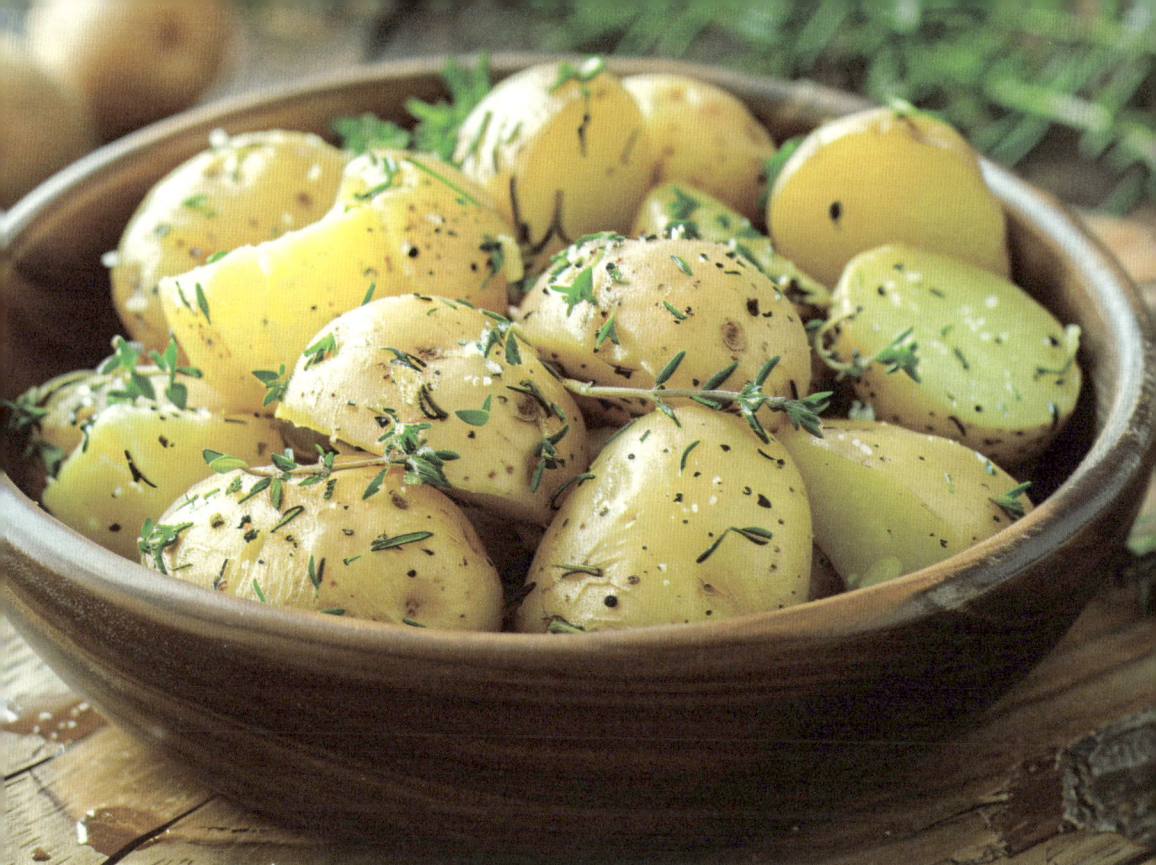

晚餐 热量约520千卡

烤土豆

食材：土豆150g，橄榄油5mL，盐、黑胡椒适量。

做法：将土豆切块，先用盐水煮至部分熟透，然后捞出并控干水分，接着放入加有橄榄油、盐、黑胡椒的碗中搅拌，使土豆块均匀沾上调味料。然后将土豆块放置在烤盘上，可以在预热至200℃的烤箱中烤制20～30分钟，或使用空气炸锅，在180～220℃下烤15～30分钟，其间可根据需要翻面，以使土豆块受热均匀。

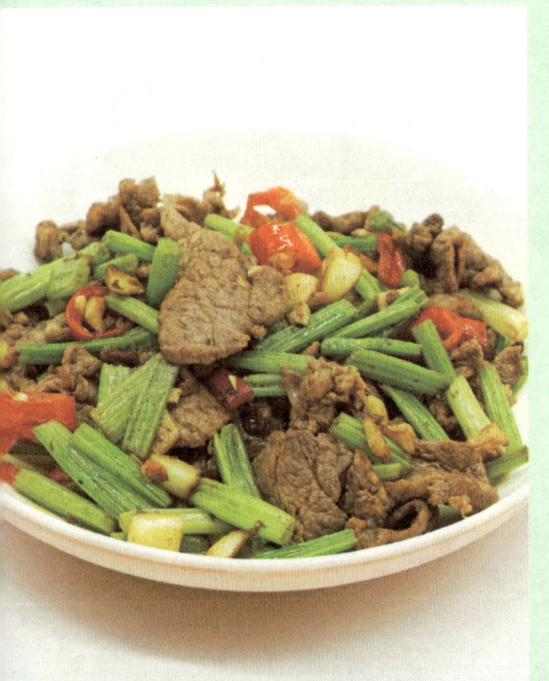

芹菜炒牛肉

食材：芹菜200g，牛肉200g，橄榄油5mL，辣椒圈、盐、生抽适量。

做法：芹菜洗净，去叶切段。牛肉切成薄片或细条，用少许盐腌制5～10分钟。大蒜切碎备用。锅中加入食用油，烧热后加入切碎的大蒜炒香。加入牛肉，中火快速翻炒至变色。加入芹菜段、辣椒圈，继续翻炒至芹菜断生。加入少许盐和生抽调味，翻炒均匀后即可出锅。

凉拌金针菇

食材：金针菇200g，生抽、醋、蒜蓉、小米椒适量。

做法：金针菇切去根部，撕成小朵，清洗干净。锅中加水烧开，放入金针菇焯水1～2分钟，至金针菇变软。捞出金针菇，过冷水后沥干水分。将沥干水分的金针菇放入碗中，加入生抽、醋、蒜蓉、小米椒等调料。用筷子或搅拌器搅拌均匀，使金针菇充分吸收调料的味道。

加餐 热量约45千卡

西瓜……………… 150g

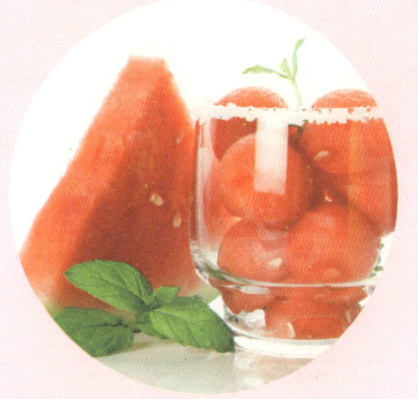

第十天

营养与美味同行

早餐：南瓜富含膳食纤维和维生素，尤其是β-胡萝卜素，对视力有益，有助于增加饱腹感。鸡蛋是优质蛋白质和B族维生素的重要来源。豆浆则提供了植物性蛋白质和大豆异黄酮等营养成分，有助于维持内分泌平衡。

午餐：米饭提供了必要的碳水化合物和能量。西葫芦炒肉结合了蔬菜的膳食纤维和肉类的蛋白质，同时瘦猪肉也是铁和锌的良好来源。西兰花、胡萝卜则提供了丰富的维生素和矿物质，尤其是维生素C和β-胡萝卜素。

晚餐：巴沙鱼是优质蛋白质的来源，同时富含不饱和脂肪酸，对心脑血管健康有益。黄瓜提供了膳食纤维和维生素。玉米则提供了复杂的碳水化合物和膳食纤维，有助于维持肠道健康。

加餐：猕猴桃富含维生素C和抗氧化物质，有助于增强免疫力和促进皮肤健康。

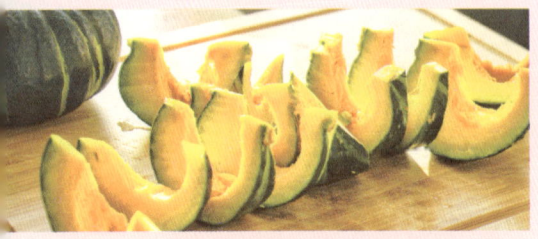

早餐 热量约185千卡

蒸南瓜·····················200g
水煮蛋·····················1个
豆浆·······················200mL

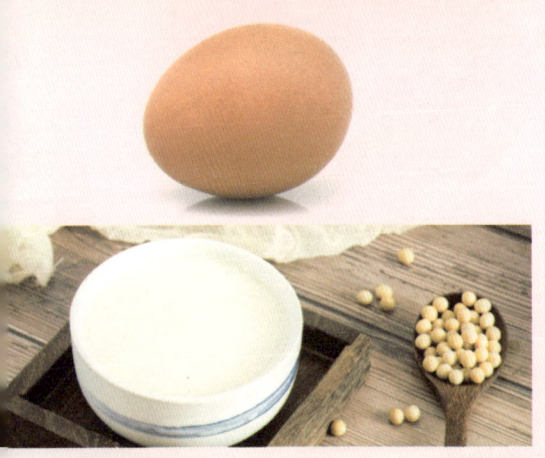

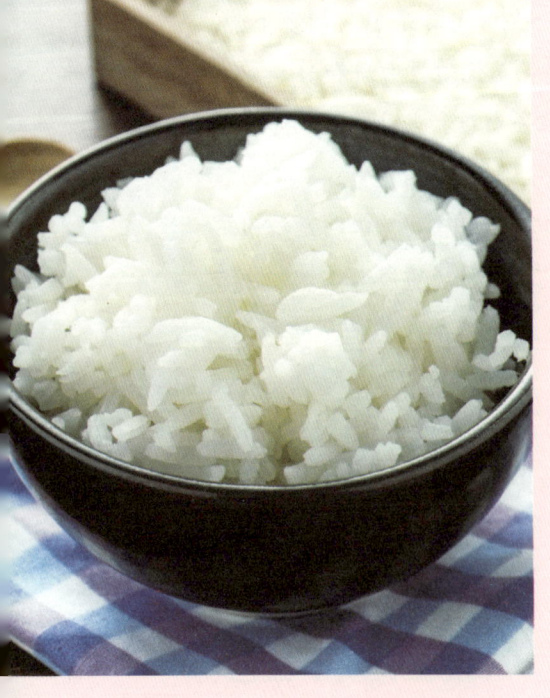

午餐 热量约530千卡

米饭·······················120g

西葫芦炒肉

食材： 西葫芦200g，瘦猪肉150g，食用油10mL，大蒜2瓣，盐、生抽适量。

做法： 西葫芦洗净，切块备用。瘦猪肉切成薄片，可以提前用少许盐、生抽腌制5～10分钟，增加风味。大蒜切碎备用。锅中加入食用油，烧热后加入切碎的大蒜炒香。加入腌制好的瘦猪肉片，用中火快速翻炒至肉片变色。加入切好的西葫芦片，继续翻炒至西葫芦断生。根据个人口味，加入适量的盐和生抽调味，翻炒均匀后即可出锅。

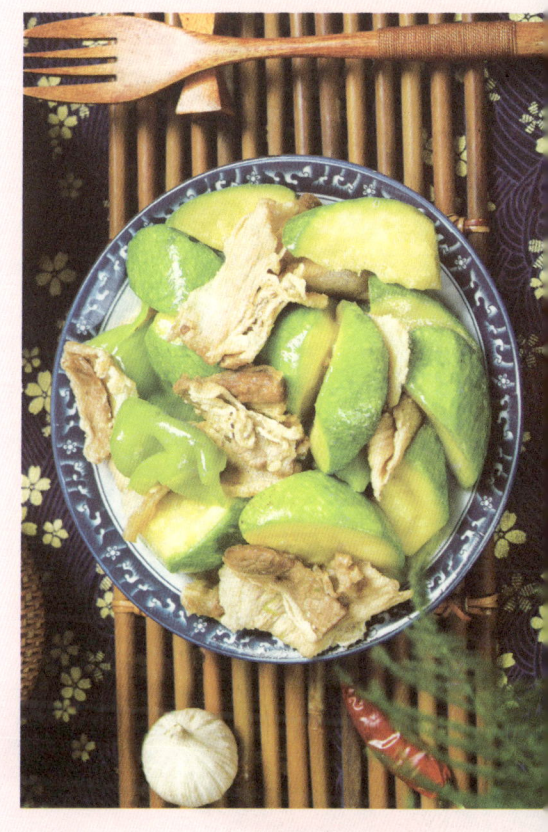

蒸蔬菜

食材： 西兰花100g，胡萝卜100g。

做法： 西兰花切成小朵，清洗干净；胡萝卜刮皮，洗净后切成薄片或小块。放入蒸锅中，盖上蒸锅盖子，蒸制10～15分钟，直到蔬菜变软且熟透。蒸好的蔬菜可以搭配低盐、低热量的调味料。

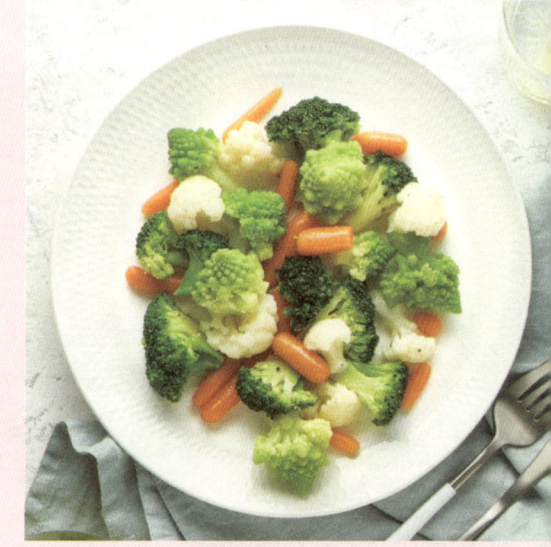

晚餐 热量约569千卡

煎巴沙鱼

食材：巴沙鱼400g，橄榄油10mL，料酒、盐、黑胡椒适量，料酒、生抽、柠檬汁少许。

做法：先将巴沙鱼切段或切块，并用料酒、盐、黑胡椒等调料腌制一段时间以去腥增味。接着用厨房纸吸干鱼身的水分，将鱼块放入预热至六成热的油锅中煎至两面金黄。在煎制过程中，可以根据个人喜好添加如姜片、葱花等配菜。最后根据需要可以使用生抽、白胡椒等调味料进行最后的调味。此外，为了去除鱼腥味，建议使用料酒、生抽和柠檬汁等。整个烹饪过程应保持中火，以确保鱼肉煎得均匀且口感佳。

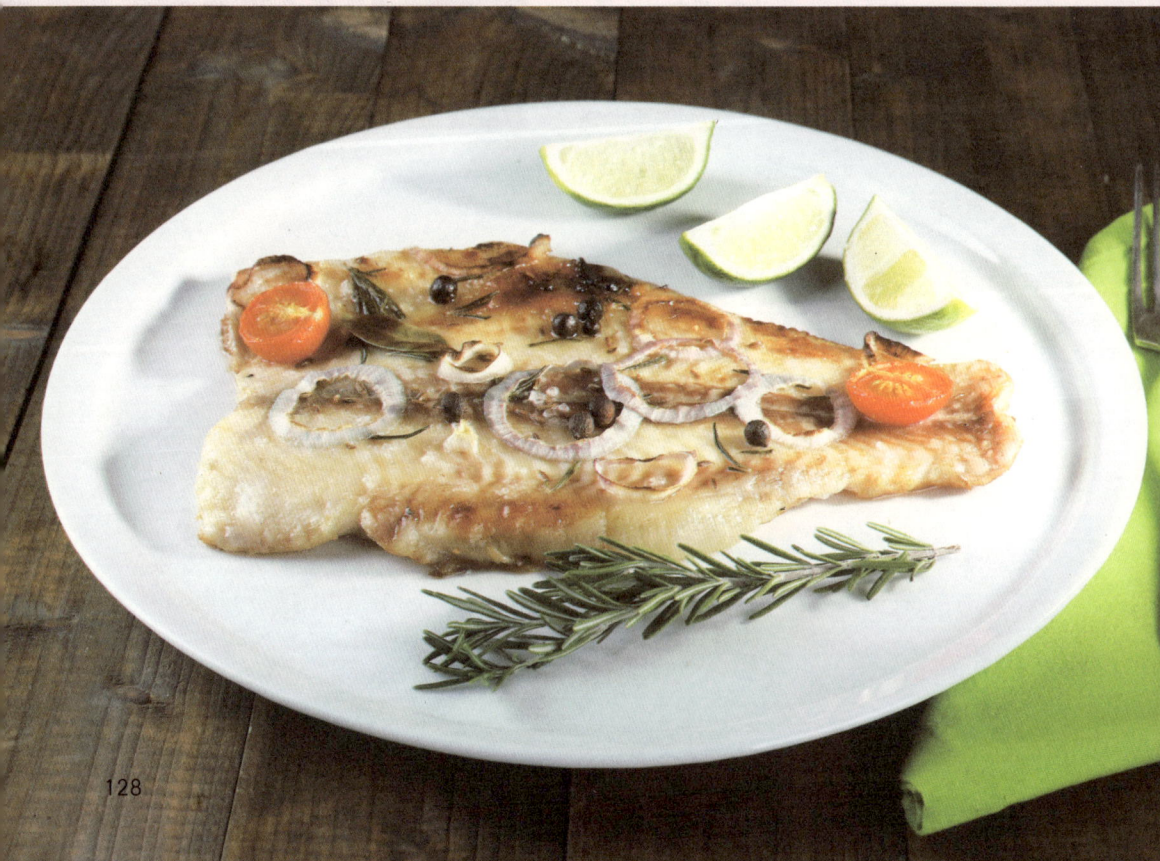

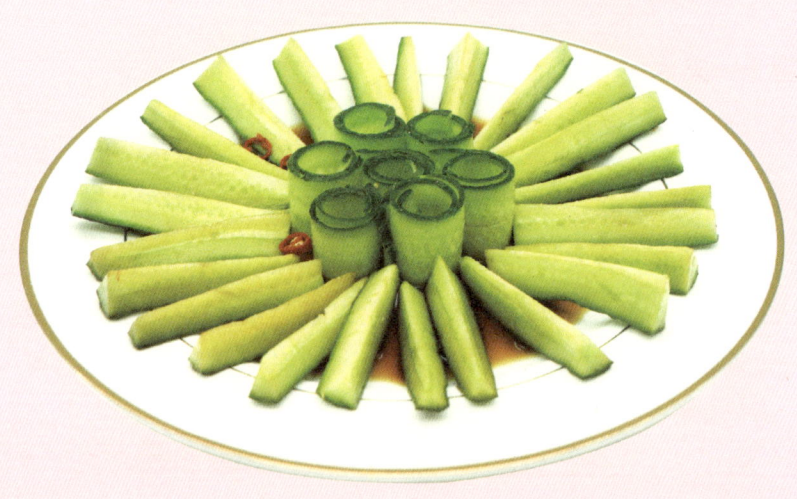

凉拌黄瓜

食材：黄瓜300g，盐、醋、生抽、蒜末、辣椒适量。

做法：黄瓜洗净切块，加入适量的盐、醋、生抽、蒜末、辣椒等调料进行调味。拌匀后静置几分钟，让调料充分渗透入食材中，即可食用。

蒸玉米……………………100g

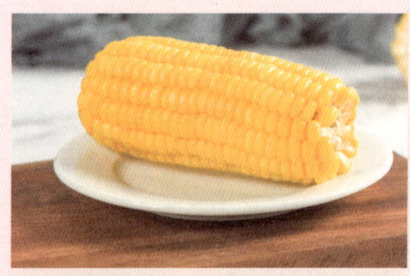

加餐 热量约65千卡

猕猴桃……………………100g

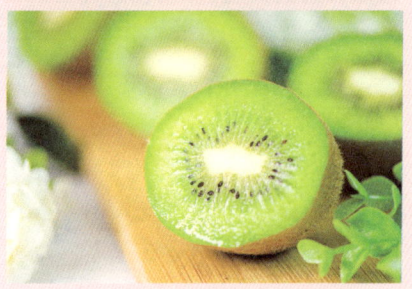

第十一天

营养与美味同行

早餐：燕麦提供了丰富的膳食纤维和碳水化合物。燕麦还富含β-葡聚糖，有助于降低胆固醇。坚果和奇亚籽则提供了健康的脂肪、蛋白质和纤维，同时还含有丰富的维生素和矿物质。香蕉含有丰富的钾和维生素C。

午餐：竹笋富含膳食纤维，有助于消化和预防便秘，同时还含有多种维生素和矿物质。猪里脊肉提供了高质量的蛋白质，对于维持肌肉和组织的健康至关重要。青红辣椒含丰富的维生素C和其他抗氧化物质。红薯是优质的碳水化合物来源，并且富含β-胡萝卜素、维生素C和钾。菠菜能提供大量的维生素A、维生素C、维生素K以及铁和钙等矿物质。

晚餐：荷兰豆富含多种维生素和矿物质，如维生素A、维生素C和钾。大虾则是优质的蛋白质来源，同时富含Omega-3脂肪酸，对心脑血管健康有益。豆腐含有丰富的植物性蛋白和钙，小葱含有丰富的维生素和矿物质。

加餐：西瓜含有大量的水分和维生素C，还含有一定的矿物质和抗氧化物质，对身体健康有益。

早餐 热量约389千卡

燕麦粥

食材：燕麦片 40g，坚果 15g，香蕉 100g，奇亚籽 5g。

做法：将燕麦片 30g 放入锅中，加入 90mL 的水。开小火，慢慢煮沸后转小火慢煮 10 分钟，其间不时搅拌，防止燕麦粘锅。煮至燕麦粥的稠度适中，燕麦变软烂即可关火。将切好的香蕉片和坚果块摆放在燕麦粥上方并撒上奇亚籽。

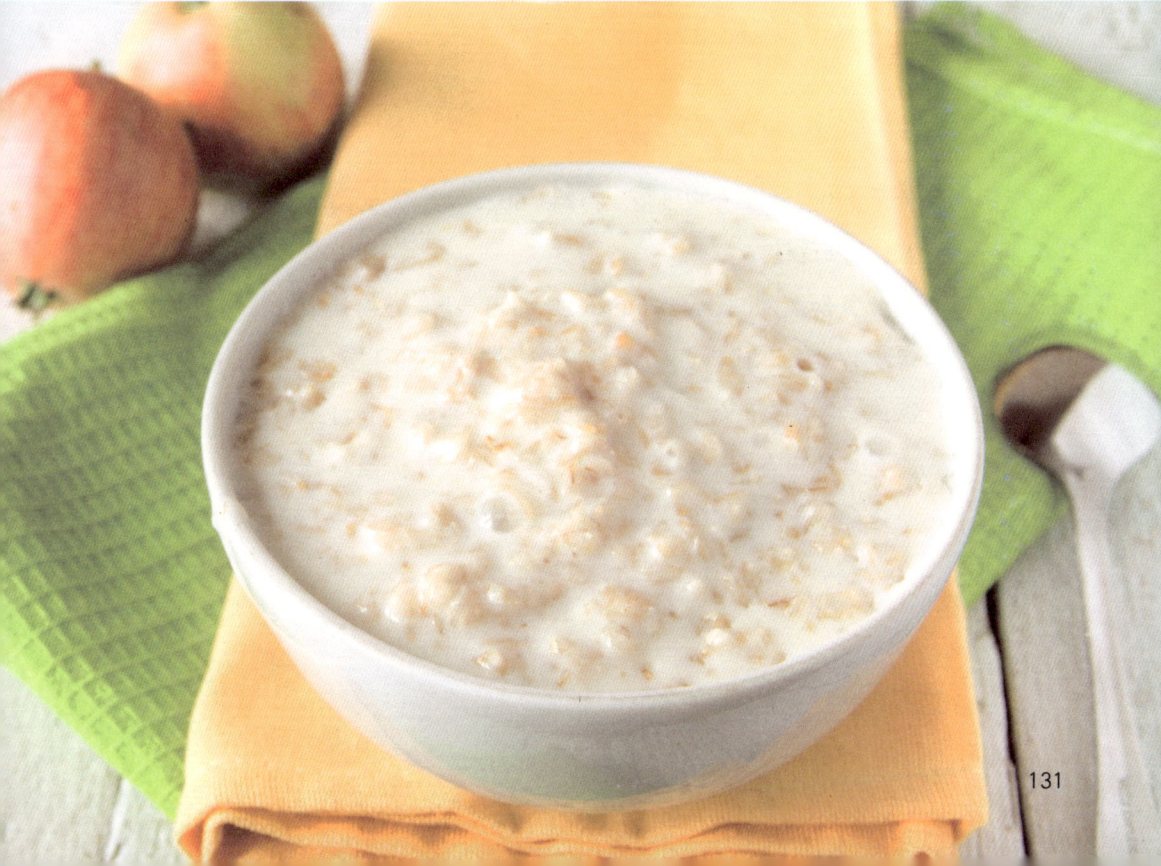

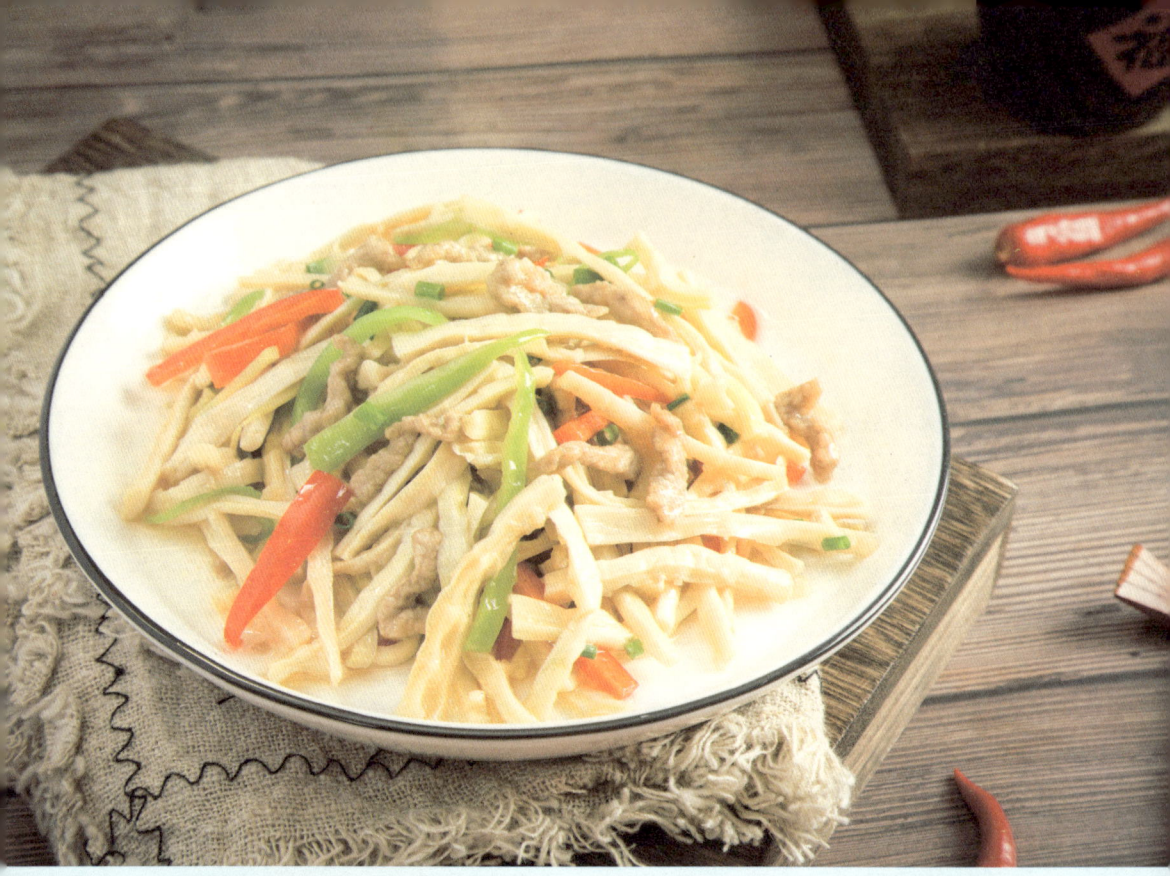

午餐 热量约515千卡

竹笋炒肉

食材：竹笋 100g，猪里脊肉 50g，青辣椒 50g，红辣椒 50g，橄榄油 5mL，盐、生抽适量。

做法：将竹笋切成丝状，青红辣椒切丝备用。猪里脊肉切成丝或片状，用少许盐、料酒和生粉腌制10分钟左右，使其更加入味。热锅凉油，待油温五六成热时，放入腌制好的猪里脊肉，快速滑炒至变色后盛出备用。锅中留底油，放入青红辣椒丝和竹笋丝，大火快速翻炒至断生。将炒好的猪里脊肉重新倒入锅中，加入适量的盐、生抽调味，继续翻炒均匀即可。

烤红薯

食材：红薯150g。

做法：将红薯洗净，放入烤箱中烤至熟透，大约需要30～40分钟。

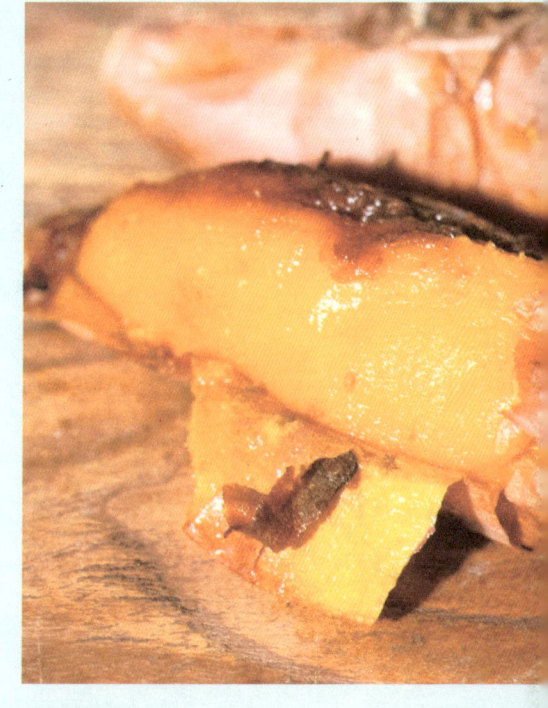

蒜蓉炒菠菜

食材：菠菜150g，蒜3瓣，橄榄油5mL，盐、胡椒粉适量。

做法：菠菜洗净，锅中烧水，将菠菜放入煮沸的水中焯30秒到1分钟。蒜瓣切成蒜蓉。热锅中倒入橄榄油，油热后加入蒜蓉炒香。放入菠菜，快速翻炒至菠菜变软。加入适量盐和胡椒粉调味，翻炒均匀后即可出锅。

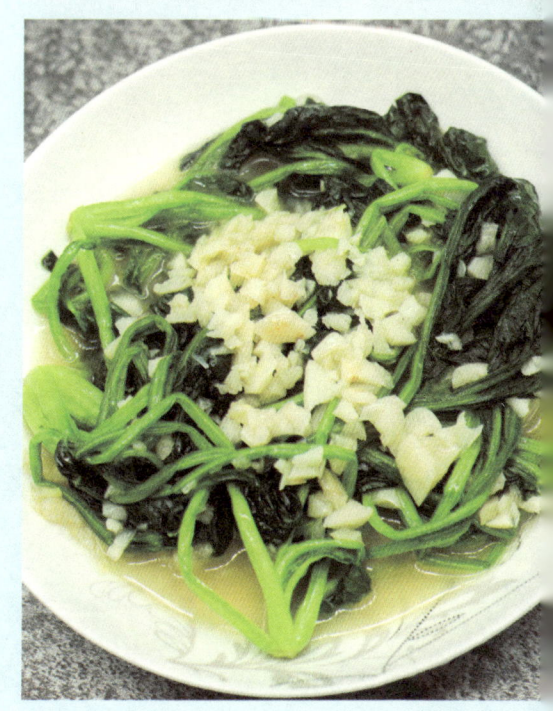

晚餐　热量约370千卡

荷兰豆炒大虾

食材：荷兰豆200g，大虾100g，大蒜2瓣，橄榄油5mL。

做法：将荷兰豆洗净去筋，大虾清洗干净并去壳和虾线，大蒜切成蒜末备用。热锅凉油，待油温五六成热时，放入蒜末炒香。接着放入大虾快速翻炒至变色，注意火候不要太大以免虾肉变老。然后加入荷兰豆继续翻炒，可以加入少许清水帮助荷兰豆更快熟透且保持翠绿色。最后加入适量的盐和胡椒粉调味，翻炒均匀后即可出锅装盘。

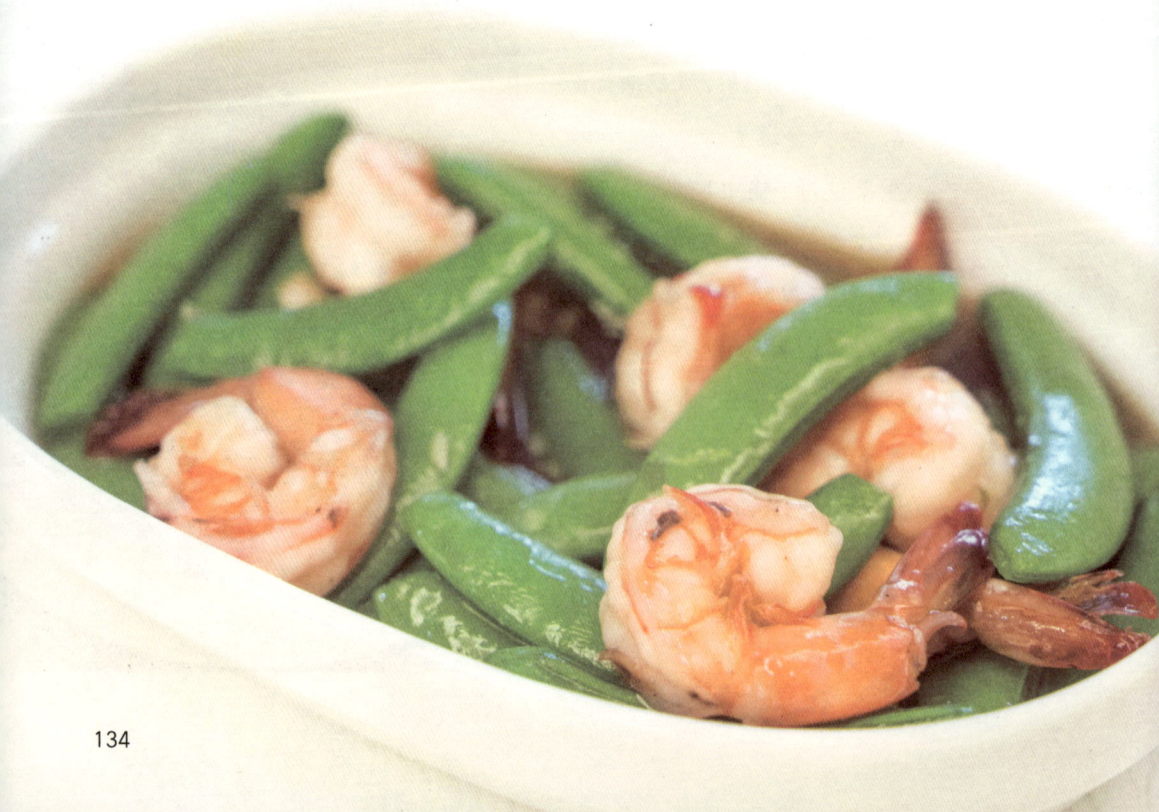

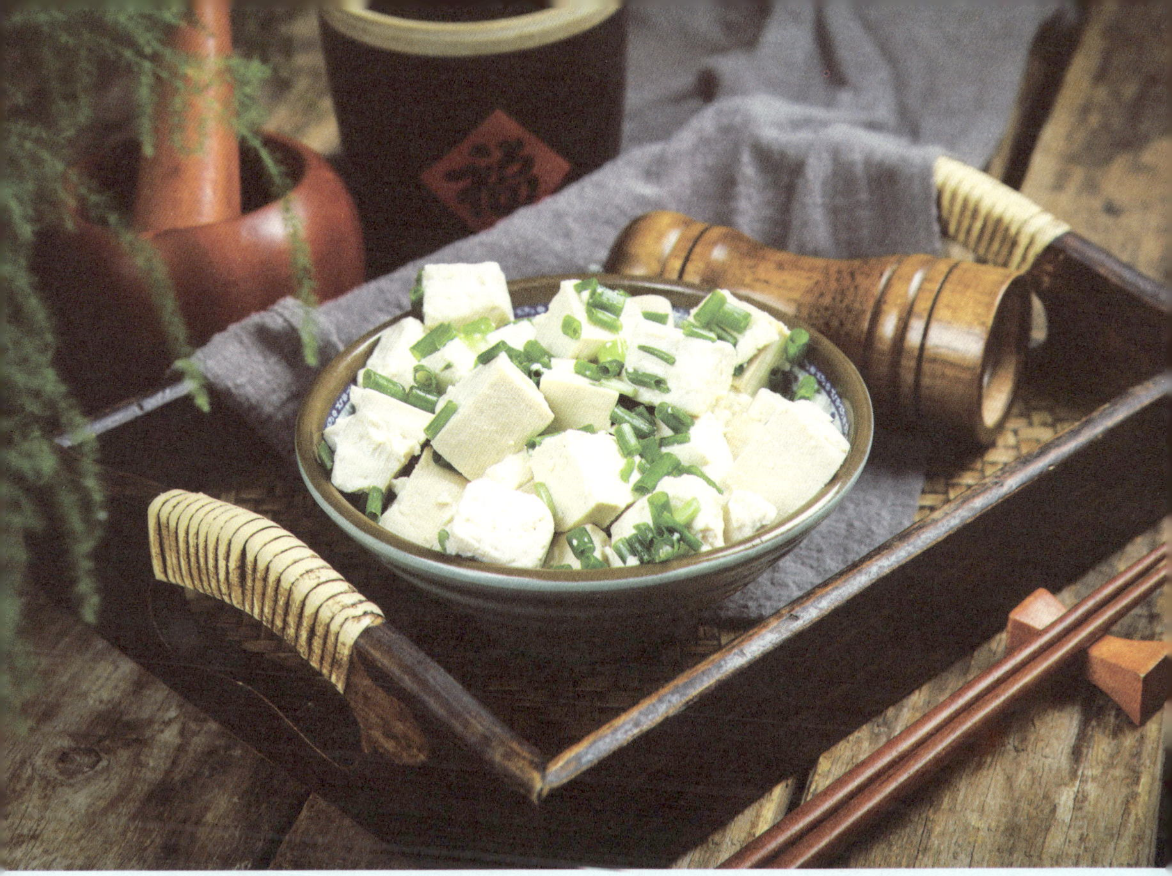

小葱拌豆腐

食材：豆腐 200g，小葱 30g，香油 5mL，盐适量。

做法：将嫩豆腐切成小块或小丁，放入盘中。小葱洗净，切成葱花。在豆腐上撒上葱花，加入少许盐和香油。用筷子或勺子轻轻拌匀，使豆腐和调料充分混合。

加餐 热量约45千卡

西瓜……………………150g

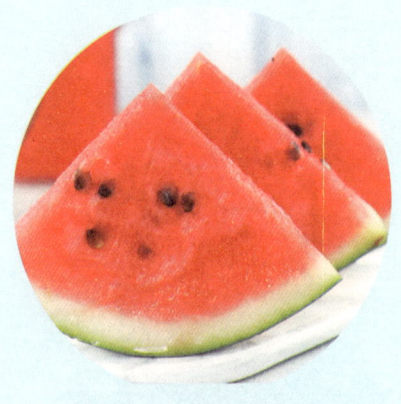

第十二天

营养与美味同行

早餐：鸡蛋提供了高质量的蛋白质。全麦面包是富含纤维的碳水化合物来源，有助于维持血糖水平的稳定。酸奶含有益生菌和蛋白质，对肠道健康和免疫系统有益。猕猴桃含丰富的维生素C和其他营养素，有助于增强免疫力和抗氧化。

午餐：糙米饭是富含纤维和B族维生素的碳水化合物来源，有助于提供能量并维持消化系统的健康。牛肉富含铁和锌等矿物质，有助于维持血液健康和免疫功能。蒜薹含有丰富的膳食纤维和维生素，有助于消化和预防便秘。

晚餐：土豆富含碳水化合物，还有一定量的膳食纤维，有助于维持肠道健康。鱿鱼富含优质蛋白质、不饱和脂肪酸以及多种维生素和矿物质，对心脑血管健康有益。韭菜含有丰富的膳食纤维和维生素，有助于消化和预防便秘。

加餐：坚果富含健康脂肪、蛋白质和纤维，还含有丰富的维生素和矿物质。

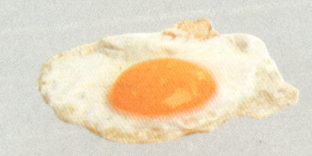

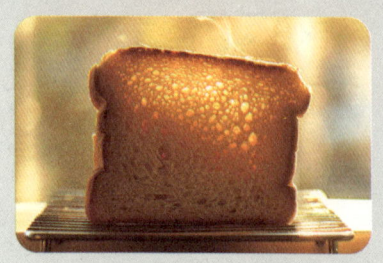

早餐　热量约325千卡

煎鸡蛋	1个
全麦面包	1片

酸奶·················100g

猕猴桃················1个

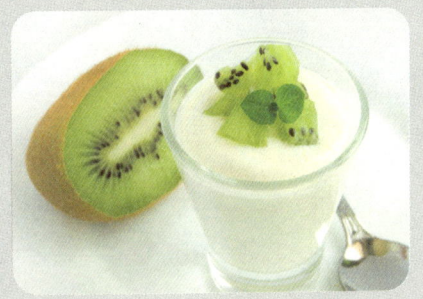

午餐 热量约460千卡

糙米饭

食材：糙米100g。

做法：将糙米提前浸泡2～3小时，然后放入电饭煲中，加入适量的水，煮熟即可。

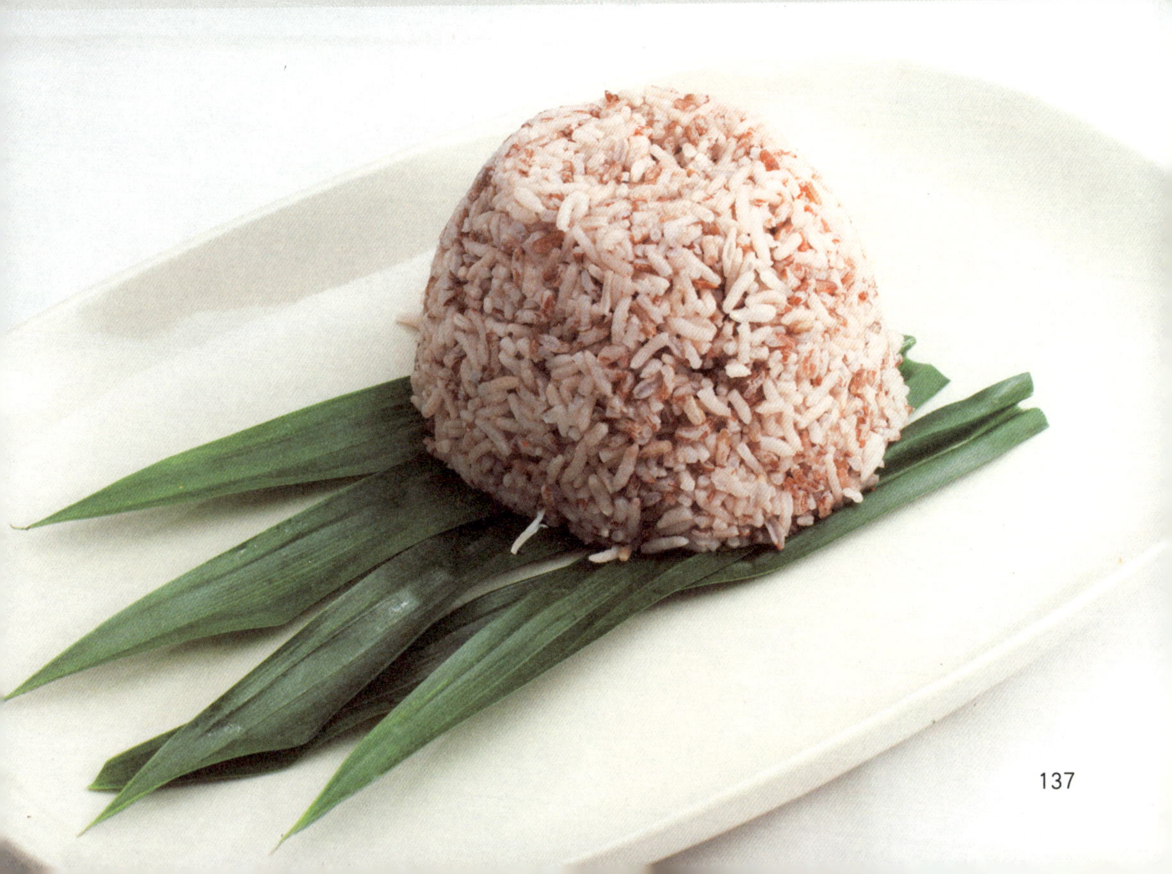

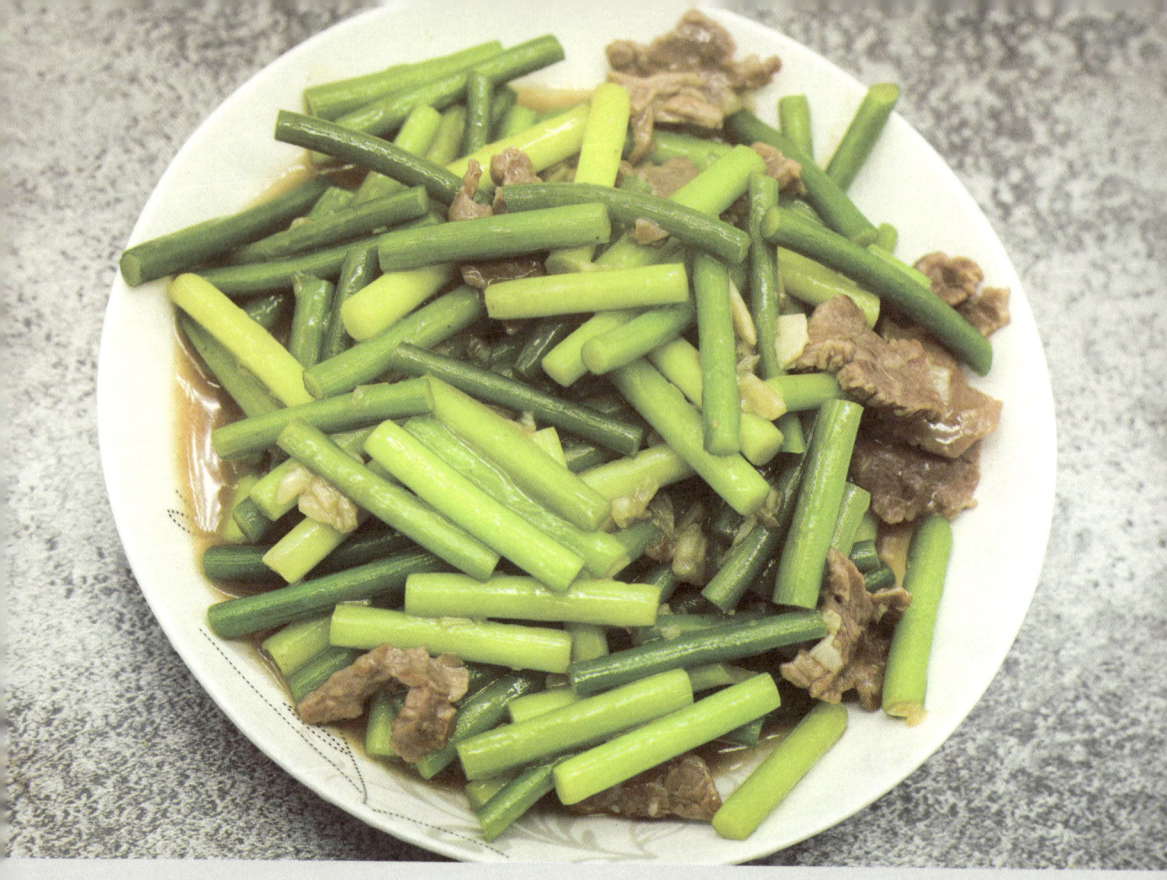

蒜薹炒牛肉

食材： 牛肉200g，蒜薹200g，生姜3片，大蒜2瓣，生抽、料酒、橄榄油、盐适量。

做法： 将牛肉洗净，切成薄片或细条；蒜薹洗净切成段；生姜和大蒜切片备用。将切好的牛肉放入碗中，加入适量的料酒、生抽、盐，用手抓匀后腌制15～20分钟，让牛肉充分入味。热锅冷油，油热后放入生姜片和大蒜片爆香。加入腌制好的牛肉，大火快速翻炒至牛肉变色。接着加入蒜薹段，继续翻炒至蒜薹断生，颜色变亮。根据个人口味，可以再加少许盐调味，翻炒均匀后即可出锅。

晚餐 热量约480千卡

土豆泥

食材：土豆100g，盐、胡椒粉适量。

做法：选择新鲜土豆，削皮切块，蒸至软烂。将蒸好的土豆压成泥状。根据个人口味，加入盐、胡椒粉或其他调味料调味。

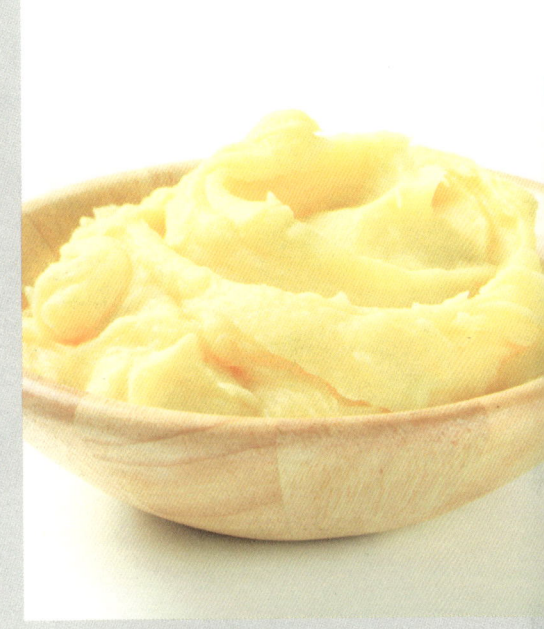

鱿鱼炒韭菜

食材：鱿鱼300g，韭菜300g，橄榄油10mL，大蒜3瓣，生姜1小块，盐适量。

做法：将鱿鱼清洗干净，切成圈状或条状；韭菜洗净切成段；大蒜和生姜切末备用。锅中加入适量橄榄油，烧热后放入大蒜末和生姜末爆香。接着加入鱿鱼快速翻炒至变色。然后加入韭菜段，继续翻炒至韭菜稍微变软。最后加入适量盐调味，翻炒均匀后即可出锅。

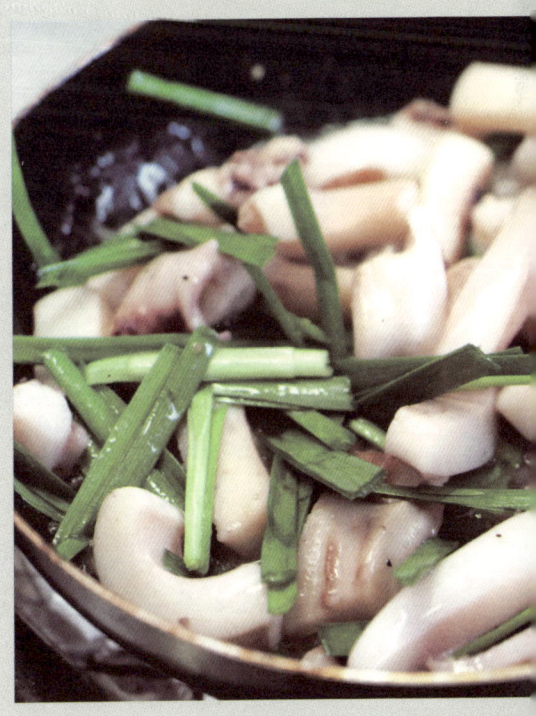

加餐 热量约60千卡

坚果·················· 10g

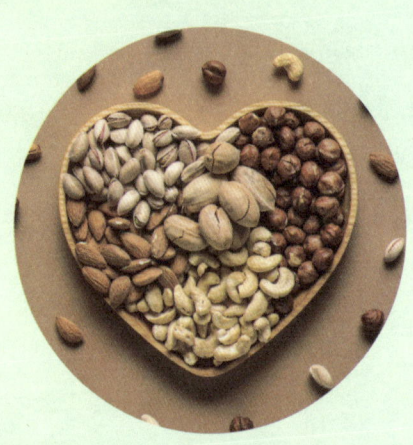

第十三天

营养与美味同行

早餐：紫薯含有丰富的膳食纤维和维生素。鸡蛋是优质蛋白质的来源。牛奶提供了钙质和蛋白质。芒果含有丰富的维生素C和胡萝卜素，有助于增强免疫力和视力。

午餐：牛排富含优质蛋白质、铁和锌等矿物质，有助于维持肌肉和血液健康。生菜、小番茄和黄瓜，能提供丰富的膳食纤维和维生素，有助于消化和预防便秘。

晚餐：糙米饭是富含纤维和维生素B的碳水化合物来源，有助于维持血糖水平的稳定。红心萝卜含有丰富的维生素和矿物质，有助于消化。三文鱼富含不饱和脂肪酸，对心脑血管健康有益，芦笋则提供丰富的膳食纤维和维生素。

加餐：苹果富含膳食纤维和维生素。

早餐 热量约285千卡

蒸紫薯

食材： 紫薯50g。

做法： 将紫薯洗净，切成小块或厚片，放入蒸锅中蒸熟即可。

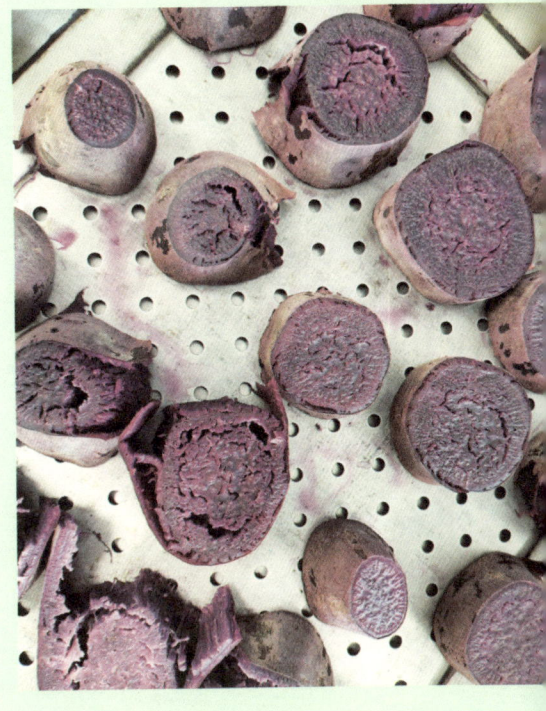

水煮蛋······················ 1个　　芒果······················ 100g
牛奶······················ 200mL

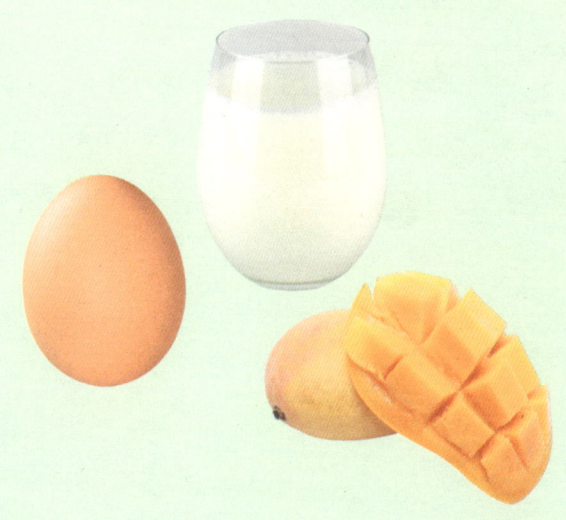

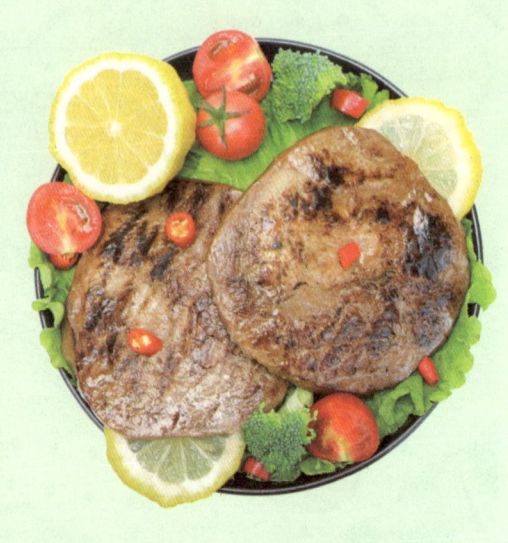

午餐 热量约450千卡

香煎柠檬牛排

食材：牛排200g，新鲜柠檬1个，橄榄油10mL，盐、黑胡椒粉适量。

做法：牛排室温静置，两面撒盐和黑胡椒粉腌制。平底锅烧热牛排每面煎2~3分钟至喜欢的熟度。加入柠檬片稍微煎一下。牛排静置几分钟后装盘，淋上柠檬汁。

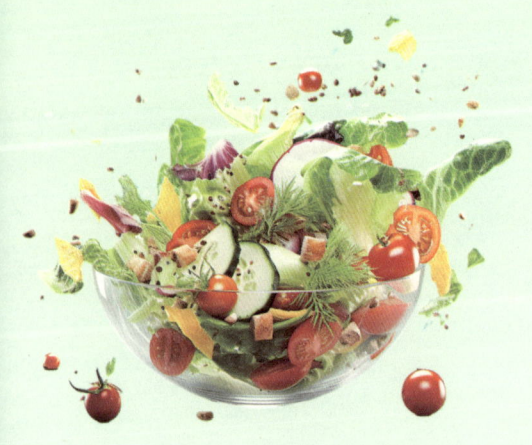

蔬菜沙拉

食材：生菜100g，小番茄100g，黄瓜100g，橄榄油5mL，柠檬汁适量。

做法：洗净生菜、小番茄和黄瓜，切成适当大小的块状。放入碗中，加入橄榄油和柠檬汁，轻轻拌匀。

晚餐 热量约505千卡

糙米饭

食材：糙米100g。

做法：将糙米提前浸泡2～3小时，然后放入电饭煲中，加入适量的水，煮熟即可。

红心萝卜·················· 100g

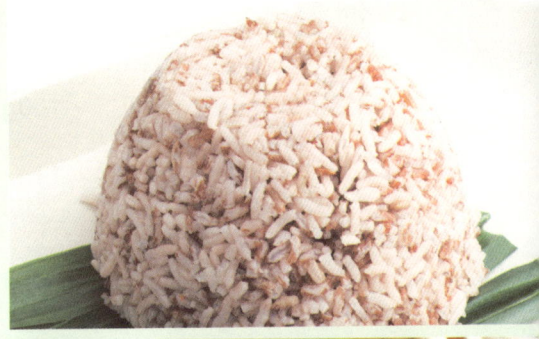

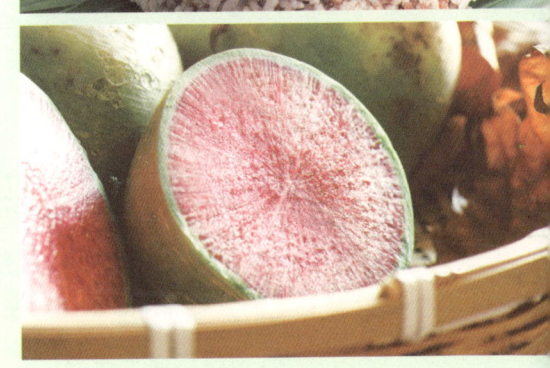

烤三文鱼配芦笋

食材：三文鱼200g，芦笋150g，橄榄油5mL，盐、胡椒粉适量。

做法：三文鱼洗净、擦干。芦笋洗净、去老根。三文鱼和芦笋都抹上橄榄油，撒上盐和胡椒粉，腌制10分钟左右，让其入味。放入预热至200℃的烤箱中，烤15分钟或者直到三文鱼表面金黄且内部熟透，芦笋也变得嫩绿且稍微有些焦香。

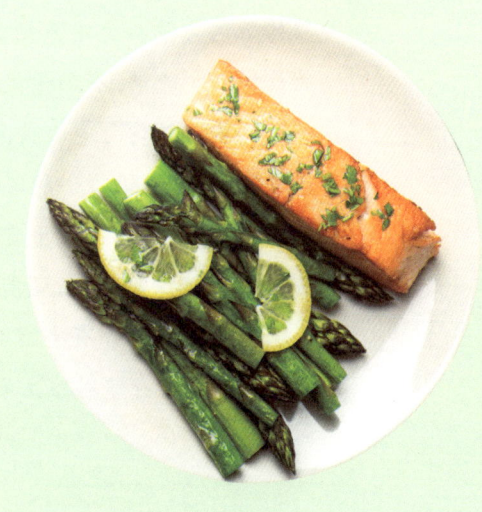

加餐 热量约50千卡

苹果·················· 100g

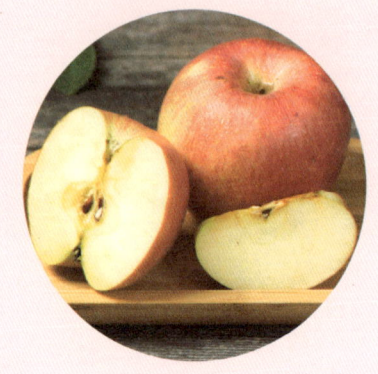

第十四天

营养与美味同行

早餐：鸡蛋全麦面包含有丰富纤维的碳水化合物，有助于维持稳定的血糖水平。牛油果含有健康的不饱和脂肪酸、维生素和矿物质，对心脑血管有益。

午餐：荞麦面是一种低GI指数的碳水化合物，有助于控制血糖波动，并提供持久的能量。牛肉富含优质蛋白质、铁和锌，对维持肌肉力量和免疫系统健康非常重要。油麦菜富含维生素、矿物质和膳食纤维，有助于促进肠道蠕动，维护肠道健康。

晚餐：鸡胸肉是低脂高蛋白的选择，有助于维持肌肉健康和促进饱腹感。米饭提供稳定的碳水化合物来源，为身体提供能量。西兰花富含维生素、矿物质和膳食纤维，有助于消化和预防便秘。黄瓜含有96%的水分，还能提供多种维生素和矿物质。

加餐：木瓜含有丰富的维生素C、胡萝卜素和多种氨基酸，不仅能够满足身体对维生素和矿物质的需求，还能提供额外的营养和能量。

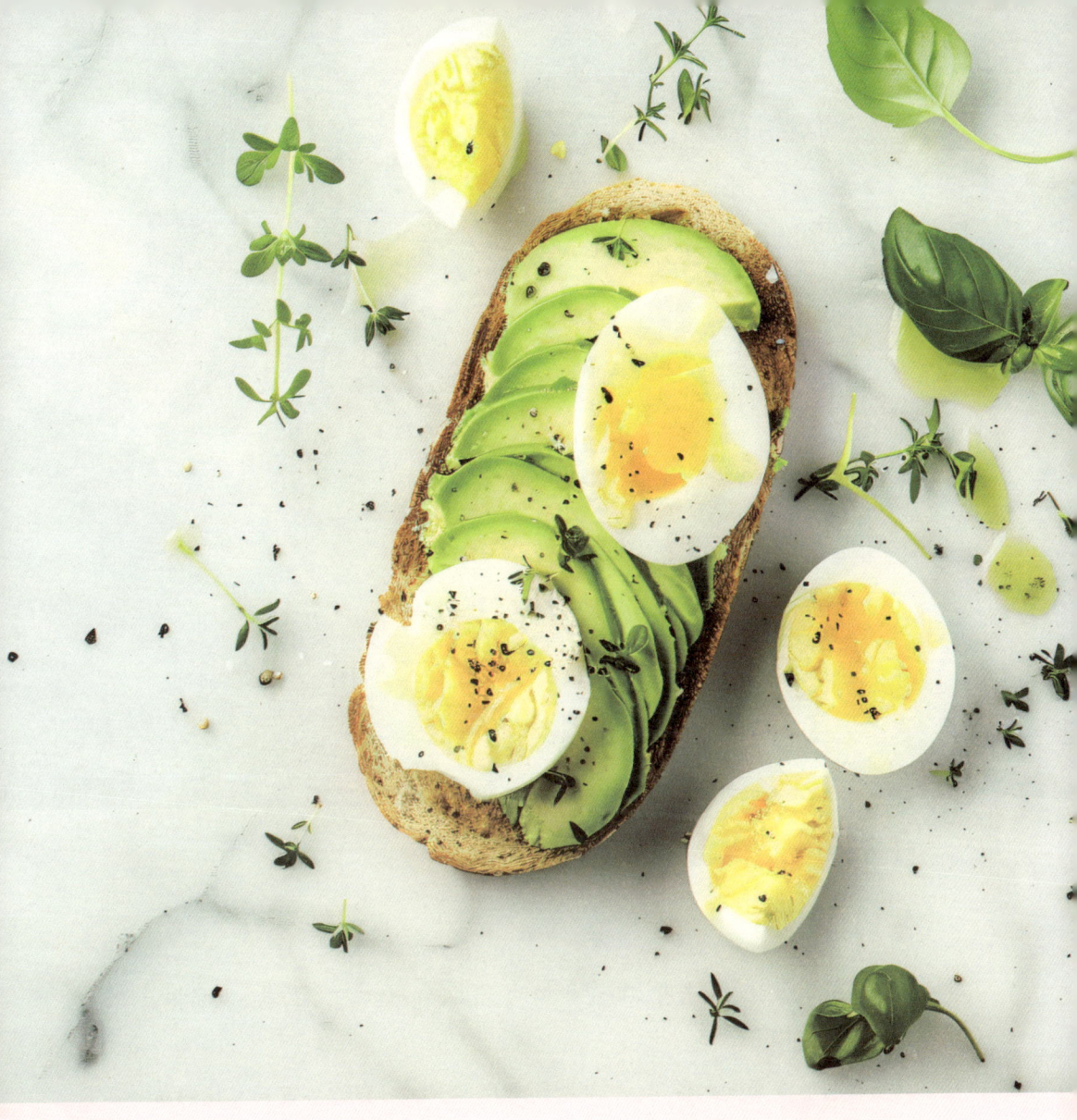

早餐 热量约330千卡

水煮蛋……………… 2个
全麦面包……………… 1片
牛油果……………… 半个

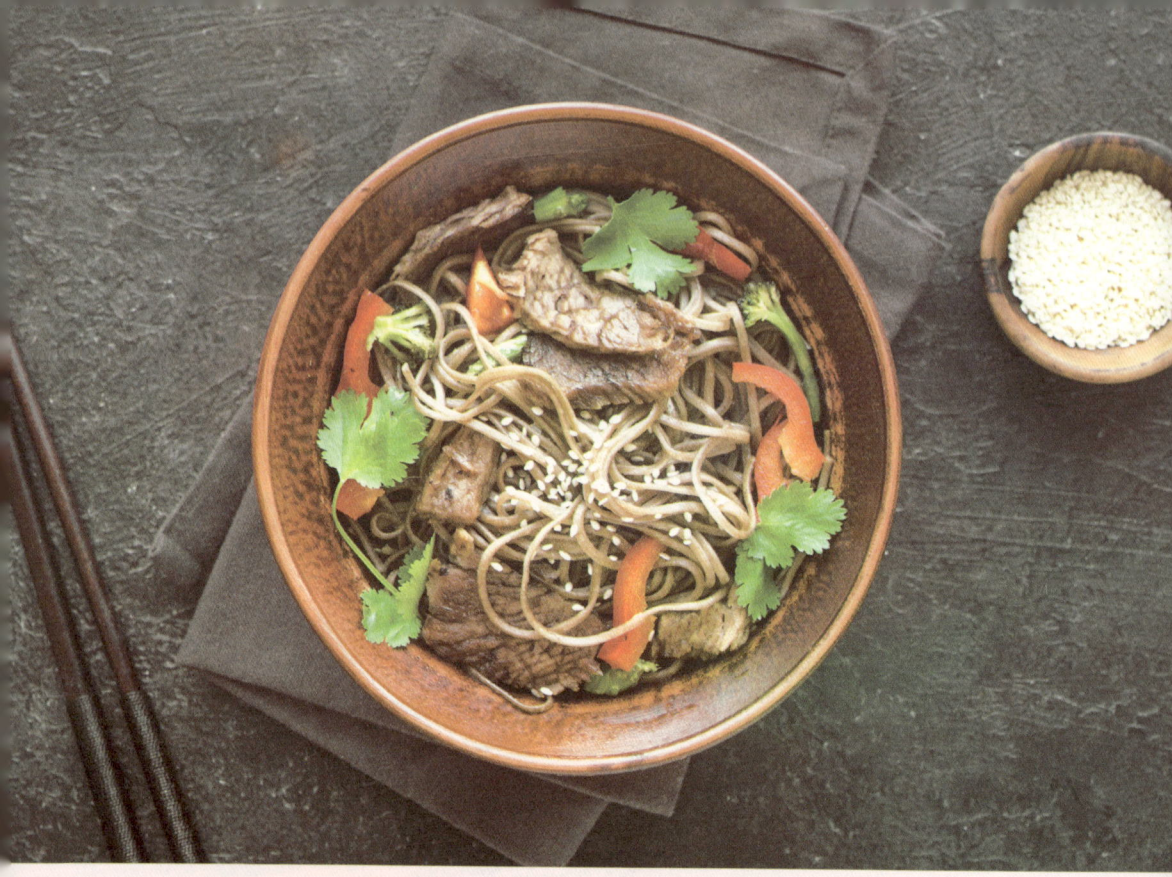

午餐 热量约530千卡

牛肉荞麦面

食材： 荞麦面100g，牛肉100g，橄榄油5mL，红辣椒、香菜、盐、黑胡椒、葱适量。

做法： 将荞麦面煮熟备用，牛肉切成薄片，红辣椒切丝，香菜和葱切碎备用。锅中加入少量油，烧热后加入牛肉片，快速翻炒至变色。加入盐和黑胡椒调味，炒匀后盛出备用。将煮熟的荞麦面放入大碗中，加入炒好的牛肉片、红辣椒丝、香菜和葱花。根据个人口味加入适量的盐和黑胡椒，用筷子充分拌匀，使面条和蔬菜充分融合。

清炒油麦菜 热量约65千卡

食材：油麦菜 100g，橄榄油 5mL，盐适量。

做法：将油麦菜洗净，沥干水分，去除硬梗，切成适口的段状。锅预热至中火，倒入约 5mL 的橄榄油。当油微热时，放入切好的油麦菜。迅速翻炒在翻炒过程中，根据个人口味撒入适量的盐，继续翻炒均匀，炒至断生。

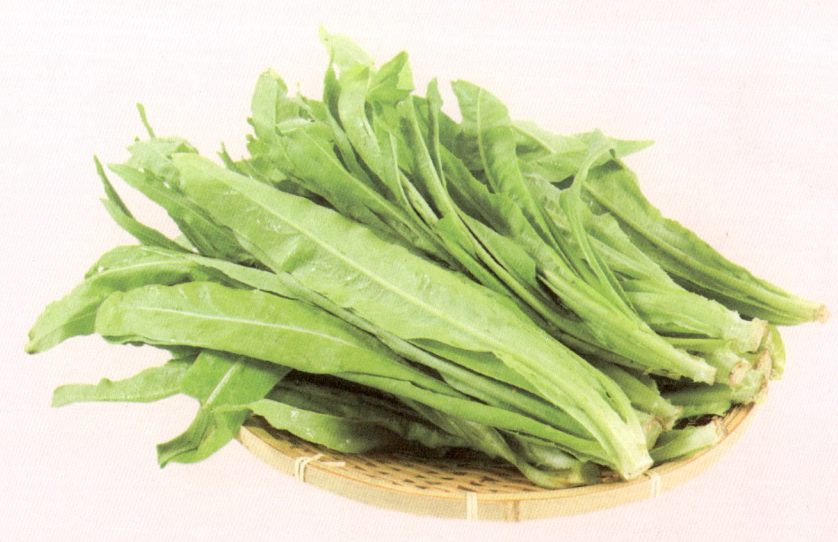

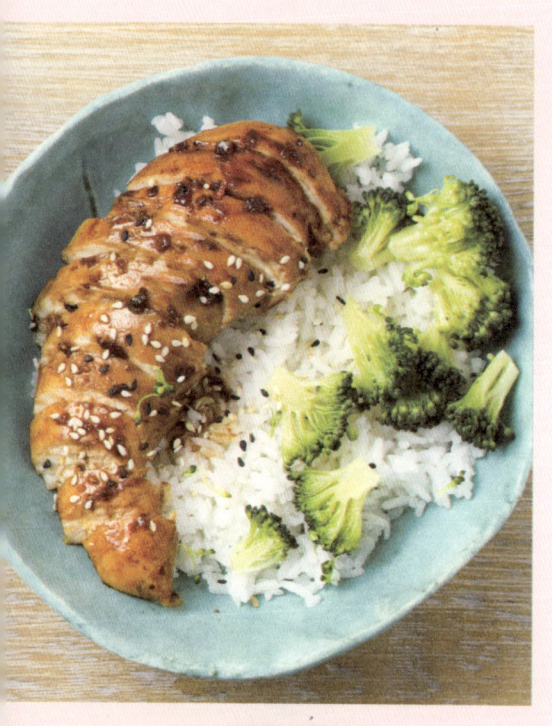

晚餐 热量约405千卡

烤鸡胸肉

食材： 鸡胸肉150g，米饭100g，蒸西兰花100g，盐、黑胡椒适量。

做法： 鸡胸肉洗净后，用盐、黑胡椒粉简单腌制几分钟。将腌制好的鸡胸肉放入预热至200℃的烤箱中，烤约15~20分钟至熟透。将烤好的鸡胸肉与蒸熟的西兰花、米饭一同摆盘即可。

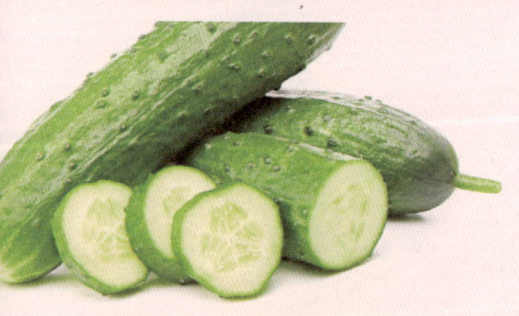

黄瓜 ················ 100g

加餐 热量约27千卡

木瓜 ················ 100g

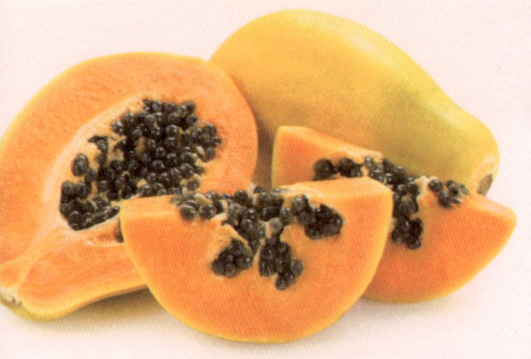

蔬果汁断食法

第一天

营养与美味同行

梨富含维生素、矿物质和膳食纤维,特别是维生素C和钾,有助于增强免疫系统,维持心脏和肌肉的正常功能,同时促进消化健康。

姜具有抗炎、抗氧化和抗菌作用,对消化系统有益,可以帮助缓解胃部不适。

柠檬是维生素C的极佳来源,有助于增强免疫力,促进铁的吸收,并具有抗氧化作用。

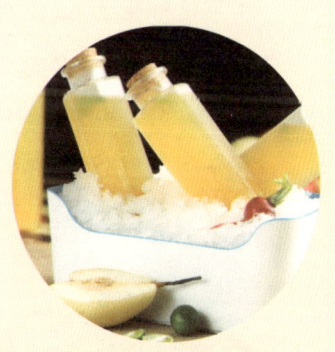

苹果富含纤维和维生素C,有助于维持免疫健康和消化系统功能。

西柚是维生素C和叶酸的良好来源,同时也含有钾和膳食纤维,对心血管健康有益。

冬瓜富含水分,热量低,是夏季消暑的好选择。它还含有矿物质和维生素。

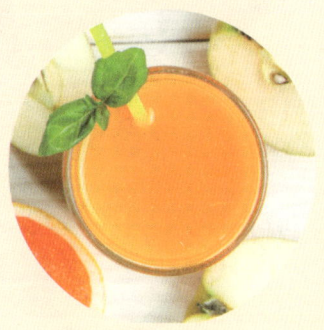

西芹富含维生素K、维生素C、叶酸和钾等营养素,对骨骼健康和免疫系统有益。

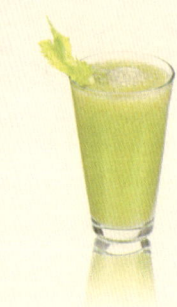

早餐（6:30—8:30）：2个梨、1片姜、半个柠檬（去皮），水适量。

午餐（11:00—13:00）：1个苹果（若苹果过小，可使用2个）、1个西柚，水适量。

晚餐（17:00—19:00）：带皮冬瓜300g、西芹300g、1个梨，水适量。

第二天

营养与美味同行

生菜是维生素A、维生素C和维生素K的良好来源，同时也含有叶酸。它能为身体提供必要的维生素和矿物质，同时其高纤维含量有助于消化。

黄瓜主要由水分构成，含有少量维生素C和维生素K。它是一种低热量、高水分的蔬菜，有助于保持身体的水分平衡。

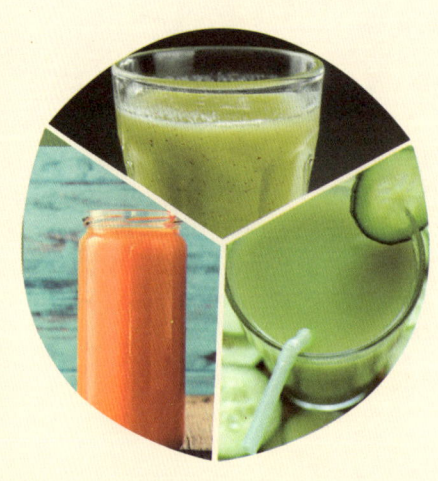

猕猴桃是维生素C的极佳来源，两个猕猴桃就能提供大量的维生素C，有助于增强免疫系统和皮肤健康。

胡萝卜是维生素A的优质来源，对视力尤为重要。它还含有膳食纤维，有助于消化。

椰子水是天然的电解

质饮料，富含钾和钠，有助于维持身体的水分和电解质平衡。

早餐（6:30—8:30）：1把生菜叶、1根黄瓜、2个猕猴桃，水适量。

午餐（11:00—13:00）：1根胡萝卜、2个苹果、半个柠檬、1片生姜，水适量。

晚餐（17:00—19:00）：1根黄瓜、330mL椰子水。

第三天

营养与美味同行

菠萝富含维生素C、锰和膳食纤维。它还含有一种叫作溶菌酶的消化酶，有助于食物消化。

猕猴桃是维生素C的极佳来源，对于增强免疫力和皮肤健康非常重要。

橙子是维生素C的优质来源，同时也含有膳食纤维。去皮后，橙子的营养价值主要集中在维生素C和糖分上。

菠菜富含维生素A、维生素C和维生素K，以及铁、钙等矿物质。它是一种营养丰富的绿叶蔬菜。

早餐(6:30—8:30)：1个中等大小的菠萝（去皮切块）、1根黄瓜（洗净切块）猕猴桃1个、苹果半个、柠檬半个。

午餐（11:00—13:00）：2个橙子（去皮切块）、半

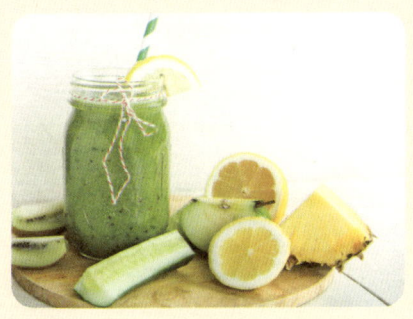

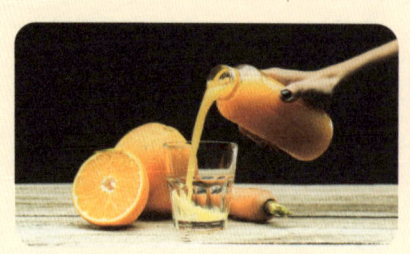 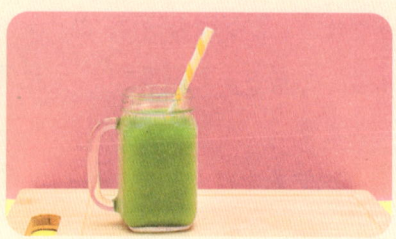

根胡萝卜（洗净切块）。

晚餐（17:00—19:00）：1个猕猴桃（去皮切块）、1把菠菜、1根芹菜（洗净切段）。